龚廷贤药性歌括四百味

Gōng Tíng Xián Yào Xìng Gē Kuò Sì Bǎi Wèi
Gong Ting Xian's Summary Verse of 400 Medicinals' Properties

Translated by Harold Asbury, DACM, L.Ac

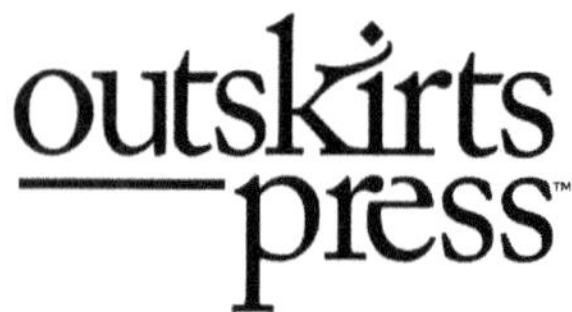

Acknowledgements:

I would not have been able to pursue this without help from many people. My first thanks are to my long-suffering Hunter College Chinese language professor Kenny K.K. Huang, who put up with me being a not always diligent student. Thanks to Craig Mitchell, from whom I learned the basics of Chinese medical translation in 2002 at Touro College GPOM, and later again in a multiple-semester online course in medical Chinese translation with an emphasis on the Shang Han Lun and related commentary. Thanks to Dan Bensky, who taught sessions in that latter course as well. I owe Craig much because of both his instruction and encouragement. Marnae Ergil, another of my professors in the Touro GPOM, in addition to instructing me directly in medical Chinese has continually encouraged my interest both in person, and by example. Similarly, Josh Paynter both instructed me in that program and encouraged my interest in medical Chinese throughout all these years. He too has led by example having published translations from Chinese on more than one subject. Lorraine Wilcox has been an inspiration to me in that she has championed many subjects within Chinese medicine that others ignore. She has helped me more than just a few times, answering questions, sometimes critical ones when I was frustrated by something in the source text for this work. Helen Zhang, herb chair and professor at PCHS and a senior colleague of mine also had answered questions I posed to her despite her busy schedule. Another professor of mine, Kejian Xiao encouraged me during school to search out texts containing verses similar to this. My thanks to her for her help always, both in school and when I needed help with a patient. My colleague Adam Wasserman has had many a translation exchange with me that was stimulating, instructive, and inspiring. My Hung Ga teacher Frank Yee/Yee Chi Wai was the first person that instructed me in principles of herbal medicine, and I would not have gone into Chinese medicine otherwise. My Xing Yi Quan, Ba Gua Zhang, Tui Na and Zheng Gu teacher, Tom Bisio played the main role in getting me to go to acupuncture school at all, and afterward, he has encouraged me to try my best to take on projects like this, despite my misgivings about the adequacy of my skills. To Craig Mitchell and Lorraine Wilcox I say that I hope that this work isn't an example of 班门弄斧/Bān Mén Nòng Fǔ/wielding the adze at expert carpenter Ban's gate—displaying meager skill in front of an expert. Thanks too to my wife Mo-Kit, who has kept food in my mouth and supported me also with encouragement while I toiled away on such projects!

Introduction:

This work has taken me years to complete. I started it many years ago, but my Cantonese/Mandarin Chinese Medicine lexicon derailed it for several years. Originally, I became interested in rhymed verse during acupuncture school. A professor I took many classes in the Touro GPOM with, Kejian Xiao directed me to a work called 汤头歌诀/Tāng Tóu Gē Jué/Medical Prescriptions in Rhymed Verse, which I did find. It became apparent to me that my Chinese wasn't good enough to use such verses to study during school, due to my poor vocabulary. Only in recent years, have I begun to even approach a level to look at such material at all. Modern electronic dictionaries may not make the final decision of how to translate something, but they make scanning a whole page possible and looking up multiple characters and even phrases in 1/8th of the time that would have been spent using a physical book, despite the occasional OCR mistakes. These four hundred rhymed verses were composed in the late Ming dynasty by physician 龚廷贤/Gōng Tíng-Xián. I found these in a book on one of my many forays to NYC Chinatown bookstores. It sat on my shelf for years, mocking my inadequate skills. More recently, I began to think that I might learn from translating these lines. First, it is interesting to see what someone five hundred years ago thought beginners should know about individual medicinals. He includes quite a few

medicinals that I didn't know, and also more than just a few
I would not want to use, because it would entail using
outright poisonous substances or killing species of animals
threatened by poaching. The same is true of those farmed in
inhumane conditions to use things like their bile. I include
such medicinals here, because they were included in the
original text, but I do not want to be seen as championing
their use. Many functions of the medicinals are well
known, but more than just a few are described differently
than modern books instruct. This difference is one major
place where the value was to be found in translating these
verses. Translating in and of itself begins over time to
change how you view this medicine. My reading skills are
now better than my spoken Chinese to an embarrassing
extent, yet I went ahead with this project willingly to
improve my overall understanding, both for my own and
my students' sake. Despite getting occasional help, all
errors are mine alone. I am open to correction with regards
to my choices here. I have included the characters from the
source which had quite a few incorrect characters which I
hope I have eliminated. Pin yin romanization with tones for
the Mandarin pronunciation, and my English rendering
follow. I have allowed myself to use Wiseman's
terminology when possible, because those terms are easy to
look up. I have made notes when a medicinal was
unfamiliar, or a term seemed like it begged an explanation.
I have used footnotes and a non-standard bibliography.

第一节：药性歌括四百味。

Dì yī jié: Yào xìng gē kuò sì bǎi wèi
First Section: Summary verse of 400 medicinals'
properties.

节自明。龚廷贤《药性歌括四百味》

Jié zì míng. Gōng Tíng Xián "Yào Xìng Gē Kuò Sì Bǎi
Wèi"
This section is self-evident. Gong Ting Xian's
summary verse of 400 medicinals' properties.

诸药之性，各有奇功，温凉寒热，补泻宣通。

Zhū yào zhī xìng, gè yǒu qí gōng, wēn liáng hán rè, bǔ xiè
xuān tōng.
As to the nature of all the medicinals--each has unique
abilities: Warm, cool, cold, hot, supplementing, draining
and perfusing.

君臣佐使，运用于衷，相反畏恶，宜忌不同。

Jūn chén zuǒ shǐ, yùn yòng yú zhōng, xiāng fǎn wèi wù, yí

jì bù tóng.
Sovereign, minister, assistant, envoy, apply them from your
heart, there exists clashing between some, fear of or
aversion to one other. Requirements and prohibitions are
different for each medicinal.

人参味甘，大补元气，止渴生津，调营养卫。

Rén shēn wèi gān, dà bǔ yuan qì, zhǐ kě shēng jīn, tiáo
yíng yǎng wèi.
Ren Shen's flavor is sweet, it greatly supplements original
qi, allays thirst and engenders liquid, regulates the
construction and nourishes the defense.

黄芪性温，收汗固表，托疮生肌，气虚莫少。

Huáng qí xìng wēn, shōu hàn gù biǎo, tuō chuāng shēng jī,
qì xū mò shǎo.
Huang Qi's nature is warm, stops sweating and secures the
exterior, draws sores and engenders flesh, don't use small
amounts in qi vacuity.

白术甘温，健脾强胃，止泻除湿，兼去痰痞。

Bái zhú gān wēn, jiàn pí qiáng wèi, zhǐ xiè chú shī, jiān qù
tán pǐ.
Bai Zhu is sweet and warm, fortifies the spleen and
strengthens the stomach, checks diarrhea and eliminates
dampness, simultaneously eliminates phlegm glomus.

茯苓味淡，渗湿利窍，白化痰涎，赤曲通水道。

Fú líng wèi dàn, shèn shī lì qiào, bái huà tán xián, chì qū
tōng shuǐ dào.
Fu Ling's flavor is bland, percolates dampness and
disinhibits the orifices, the white type transforms phlegm
drool, the red type frees the waterways.

甘草甘温，调和诸药，炙则温中，生则泻火。

Gān cǎo gān wēn, tiáo hé zhū yào, zhì zé wēn zhōng, shēng
zé xiè huǒ.
Gan Cao is sweet and warm, it harmonizes all medicinals,
the mix-fried form warms the middle jiao, the raw form
drains fire.

当归甘温，生血 补心，扶虚益损，逐瘀生新。

Dāng guī gān wēn, sheng xuè bǔ xīn, fú xū yì sǔn, zhú yū shēng xīn.

Dang Gui is sweet and warm, it engenders blood and supplements the heart, supports vacuity and boosts detriment, expels blood stasis and engenders new flesh.

白芍酸寒，能收能补，泻痢腹痛，虚寒勿与。

Bái sháo suān hán, néng shōu néng bǔ, xiè lì fù tòng, xū hán wù yǔ.

Bai Shao is sour and cold, can stop heat and can supplement yin, treats diarrhea and abdominal pain, do not give in vacuity cold.

赤芍酸寒，能泻能散，破血通经，产后勿犯。

Chì sháo suān hán, néng xiè néng sàn, pò xuè tōng jīng, chǎn hòu wù fàn.

Chi Shao is sour and cold, it can drain heat and can scatter swelling, breaks blood stasis and frees menstruation, don't use post-partum.

生地微寒，能消温热，骨蒸烦劳，兼能破血。

Shēng dì wēi hán, néng xiāo wēn rè, gǔ zhēng fán láo, jiān néng pò xuè.

Sheng Di Huang is slightly cold, can disperse warm heat, taxation fever steaming bone, simultaneously breaks blood stasis.

熟地微温，滋肾补血，益髓填精，乌须黑发。

Shú dì wēi wēn, zī shèn bǔ xuè, yì suǐ tián jīng, wū xū hēi fà.

Shu Di Huang is slightly warm, enriches the kidneys and supplements blood, boosts the marrow and replenishes essence, blackens the beard and hair.

麦门甘寒，解渴祛烦，补心清肺，虚热自安。

Mài mén gān hán, jiě kě qū fán, bǔ xīn qīng fèi, xū rè zì ān.

Mai Men Dong is sweet and cold, allays thirst and dispels vexation, supplements the heart and clears the lungs, vacuity heat is spontaneously quieted.

天门甘寒，能治肺痈，消痰止嗽，喘热有功。

Tiān mén gān hán, néng zhì fèi yōng, xiāo tán zhǐ sòu, chuǎn rè yǒu gōng.

Tian Men Dong is sweet and cold, it can treat lung welling abscess, disperses phlegm and suppresses cough, heat panting—it performs this meritorious service.

黄连味苦，泻心除痞，清热明眸，厚肠止痢。

Huáng lián wèi kǔ, xiè xīn chú pǐ, qīng rè míng móu, hòu cháng zhǐ lì.

Huang Lian's flavor is bitter, it drains the heart and eliminates glomus, clears heat and brightens the eyes, relaxes the intestines and checks dysentery.

黄芩苦寒，枯泻肺火，子清大肠，湿热皆可。

Huáng qín kǔ hán, kū xiè fèi huǒ, zǐ qīng dà cháng, shī rè jiē kě.

Huang Qin is bitter and cold, the withered version drains lung fire, the young version clears the large intestine, for damp heat all may be used.

黄柏苦寒，降火滋阴，骨蒸湿热，下血堪任。

Huáng bái kǔ hán, jiàng huǒ zī yīn, gǔ zhēng shī rè, xià xuè kān rèn.

Huang Bai is bitter and cold, downbears fire and enriches yin, treats steaming bone and damp-heat, precipitation of blood—it can be relied upon.

栀子性寒，解郁除烦，吐衄胃痛，火降小便。

Zhī zi xìng hán, jiě yù chú fán, tǔ nǜ wèi tòng, huǒ jiàng xiǎo biàn.

Zhi Zi's nature is cold, it resolves depression and eliminates vexation, it treats blood ejection and spontaneous external bleeding and stomach pain, downbears fire in the urine.

连翘苦寒，能消痈毒，气聚血凝，温热堪逐。

Lián qiáo kǔ hán, néng xiāo yōng dú, qì jù xuè níng, wēn rè kān zhú.

Lian Qiao is bitter and cold, can disperse toxic welling abscesses, qi gatherings and blood congelation, warm heat can be expelled.

石膏大寒，能泻胃火，发渴头痛，解肌立妥。

Shí gāo dà hán, néng xiè wèi huǒ, fā kě tóu tòng, jiě jī lì tuǒ.

Shi Gao is greatly cold, can drain stomach fire, treats thirst and headache, resolves the flesh—all is settled immediately.

滑石沉寒，滑能利窍，解渴除烦，湿热可疗。

Huá shí chén hán, huá néng lì qiào, jiě kě chú fán, shī rè kě liáo.

Hua Shi is profoundly cold, it can disinhibit the orifices, allays thirst and eliminates vexation, damp heat—it may be used to treat all these.

贝母微寒，止嗽化痰，肺痈肺痿，开郁除烦。

Bèi mǔ wēi hán, zhǐ sòu huà tán, fèi yōng fèi wěi, kāi yù chú fán.

Bei Mu is slightly cold, suppresses cough and transforms phlegm, treats lung welling abscesses and lung wilting, opens depression of qi and eliminates vexation.

大黄苦寒，实热积聚，蠲痰润燥，疏通便秘。

Dà huáng kǔ hán, shí rè jī jù, juān tán rùn zào, shū tōng biàn mì.

Da Huang is bitter and cold, treats accumulation of replete heat, alleviates phlegm and moistens dryness, dredges constipation.

柴胡味苦，能泻肝火，寒热往来，疟疾均可。

Chái hú wèi kǔ, néng xiè gān huǒ, hán rè wǎng lái, nüè jí jūn kě.

Chai Hu's flavor is bitter, it can drain liver fire, can treat alternating heat effusion and aversion to cold, as in malaria--all these are possible.

前胡微寒，宁嗽化痰，寒热头痛，痞闷能安。

Qián hú wēi hán, níng sòu huà tán, hán rè tóu tòng, pǐ mèn néng ān.
Qian Hu is slightly cold, quiets cough and transforms phlegm, cold and heat headache, glomus and chest oppression—it can pacify all these.

升麻性寒，清胃解毒，升提下陷，牙痛可逐。

Shēng má xìng hán, qīng wèi jiě dú, shēng tí xià xiàn, yá tòng kě zhú.
Sheng Ma's nature is cold, it clears the stomach and resolves toxin, it raises up the sunken spleen qi, and can expel toothache.

桔梗味苦，疗咽肿痛，载药上升，开胸利壅。

Jié gěng wèi kǔ, liáo yàn zhǒng tòng, zài yào shàng shēng, kāi xiōng lì yōng.
Jie Geng's flavor is bitter, it treats swollen painful throat, it can carry the medicinals upward, opens the chest and disinhibits congestion.

紫苏叶辛，风寒发表，梗下诸气，消除胀满。

Zǐ sū yè xīn, fēng hán fā biǎo, gěng xià zhū qì, xiāo chú zhàng mǎn.
Zi Su Ye is acrid, treats wind cold and effuses the exterior, the stem [zi su geng] descends all the various qi, disperses and eliminates distention and fullness.

麻黄味辛，解表出汗，平喘消肿，风寒发散。

Má huáng wèi xīn, jiě biǎo chū hàn, píng chuǎn xiāo zhǒng, fēng hán fā sàn.

Ma Huang's flavor is acrid, it resolves the exterior and promotes sweating, levels panting and dispels water swelling, effuses and scatters wind cold.

葛根味甘，祛风发散，温疟往来，止渴解酒。

Gé gēn wèi gān, qū fēng fā sàn, wēn nüè wǎng lái, zhǐ kě jiě jiǔ.

Ge Gen's flavor is sweet, it dispels wind, alternating "heat malaria" symptoms like pronounced heat effusion and mild aversion to cold, allays thirst and resolves the effects of alcohol.

薄荷味辛，最清头目，祛风散热，骨蒸宜服。

Bò hé wèi xīn, zuì qīng tóu mù, qū fēng sàn rè, gǔ zhēng yí fú.

Bo He's flavor is acrid, it is best at clearing the head and eyes, dispels wind and scatters heat, steaming bone—it is suitable to be taken.

防风甘温，解除头晕，骨节痹痛，诸风口噤。

Fáng fēng gān wēn, jiě chú tóu yūn, gǔ jié bì tòng, zhū fēng kǒu jìn.

Fang Feng is sweet and warm, it resolves and expels head dizziness, treats joint impediment pain, and various types of clenched jaw from wind.

细辛辛温，少阴头痛，利窍通关，风湿皆用。

Xì xīn xīn wēn, shǎo yīn tóu tòng, lì qiào tōng guān, fēng shī jiē yòng.

Xi Xin is acrid and warm, treats lesser yin headache, disinhibits the orifices and frees the gates, wind-dampness—for all these it can be used.

羌活微温，祛风除湿，身痛头疼，舒筋活络。

Qiāng huó wēi wēn, qū fēng chú shī, shēn tòng tóu téng, shū jīn huó luò.

Qiang Huo is slightly warm, dispels wind and eliminates dampness, treats body pain and headache, soothes the sinews and quickens the network vessels.

独活辛苦，颈项难舒，两足湿痹，诸风能除。

Dú huó xīn kǔ, jǐng xiàng nán shū, liǎng zú shī bì, zhū fēng néng chú.

Du Huo is acrid and bitter, treats neck difficult to soothe, damp impediment of the two legs, can eliminate all types of wind.

知母味苦，热渴能除，骨蒸有汗，痰咳皆舒。

Zhī mǔ wèi kǔ, rè kě néng chú, gǔ zhēng yǒu hàn, tán ké jiē shū.

Zhi Mu's flavor is bitter, it can eliminate heat thirst, steaming bone with sweating, phlegm cough—all can be soothed.

白芷辛温，阳明头痛，风热瘙痒，排脓通用。

Bái zhǐ xīn wēn, yáng míng tóu tòng, fēng rè sào yǎng, pái nóng tōng yòng.

Bai Zhi is acrid and warm, it treats yang ming headache, wind heat itching, commonly used to expel pus.

藁本气温，除头巅顶，寒湿可祛，风邪可屏。

Gǎo běn qì wēn, chú tóu diān dǐng, hán shī kě qū, fēng xié kě píng.

Gao Ben's nature is warm, eliminates from the vertex, it can dispel cold damp, and can screen wind evils.

香附辛苦，快气开郁，止痛调经，更消宿食。

Xiāng fù xīn kǔ, kuài qì kāi yù, zhǐ tòng tiáo jīng, gèng xiāo sù shí.

Xiang Fu is acrid and bitter, quickens the qi and opens depression, relieves pain and regulates menstruation, furthermore it disperses food stagnation.

乌药辛温，心腹胀痛，小便滑数，顺气通用。

Wū yào xīn wēn, xīn fù zhàng tòng, xiǎo biàn huá shù, shùn qì tōng yòng.

Wu Yao is acrid and warm, treats heart and abdominal distention and pain, frequent efflux of urine, commonly used to normalize qi.

枳实味苦，消食除痞，破积化痰，冲墙倒壁。

Zhǐ shí wèi kǔ, xiāo shí chú pǐ, pò jī huà tán, chōng qiáng dǎo bì.

Zhi Shi's flavor is bitter, it disperses food and abducts stagnation, eliminates glomus, breaks accumulation and transforms phlegm, crashes into and overturns walls.

枳壳微温，快气宽肠，胸中气结，胀满堪尝。

Zhǐ ké wēi wēn, kuài qì kuān cháng, xiōng zhōng qì jié, zhàng mǎn kān cháng.

Zhi Ke is slightly warm, quickens the qi and is relaxes the intestines, treats qi binding the center of the chest, can try it for distention and fullness.

白蔻辛温，能祛障翳，温中行气，止呕和胃。

Bái kòu xīn wēn, néng qū zhàng yì, wēn zhōng xíng qì, zhǐ ǒu hé wèi.

Bai Dou Kou is acrid and warm, it can eliminate and screen dampness, it warms the center and moves qi, checks retching and quiets the stomach.

青皮苦温，能攻气滞，削坚平肝，安胃下食。

Qīng pí kǔ wēn, néng gōng qì zhì, xiāo jiān píng gān, ān wèi xià shí.

Qing Pi is bitter and warm, it can attack qi stagnation, whittles away hardness and calms the liver, harmonizes the stomach and descends food stagnation.

陈皮苦温，顺气宽膈，留白和胃，消痰去白。

Chén pí kǔ wēn, shùn qì kuān gé, liú bái hé wèi, xiāo tán qù bái.

Chen Pi is bitter and warm, normalizes the qi, relaxes the diaphragm, if you retain the white part of the peel, it harmonizes the stomach, it disperses phlegm if the white part of the peel is removed.

苍术苦温，健脾燥湿，发汗宽中，更祛瘴疫。

Cāng zhú kǔ wēn, jiàn pí zào shī, fā hàn kuān zhōng, gèng qū zhàng yì.

Cang Zhu is bitter and warm, fortifies the spleen and dries damp, effuses sweat and relaxes the center, furthermore, it dispels epidemics.

厚朴苦温，消胀泄满，痰气泻痢，其功不缓。

Hòu pò kǔ wēn, xiāo zhàng xiè mǎn, tán qì xiè lì, qí gōng bù huǎn.

Hou Po is bitter and warm, disperses distention and discharges fullness, treats wheezing and diarrhea/dysentery, its achievement is not moderate.

南星性热，能治风痰，破伤强直，风搐自安。

Nán xīng xìng rè, néng zhì fēng tán, pò shāng qiáng zhí, fēng chù zì ān.

Tian Nan Xing's nature is warm, it can treat wind phlegm, breaks damage from rigidity lockjaw and tetany, wind convulsions are spontaneously calmed.

半夏味辛，健脾燥湿，痰厥头痛，嗽呕堪入。

Bàn xià wèi xīn, jiàn pí zào shī, tán jué tóu tòng, sòu ǒu kān rù.

Ban Xia's flavor is acrid, it fortifies the spleen and dries dampness, treats phlegm reversal headache, can remit coughing and retching.

藿香辛温，能止呕吐，发散风寒，霍乱为主。

Huò xiāng xīn wēn, néng zhǐ ǒu tù, fā sàn fēng hán, huò luàn wéi zhǔ.

Huo Xiang is acrid and warm, can check vomiting, effuses and disperses wind cold, for sudden turmoil it is the master.

槟榔辛温，破气杀虫，祛痰逐水，专除后重。

Bīng láng xīn wēn, pò qì shā chóng, qū tán zhú shuǐ, zhuān chú hòu zhòng.

Bing Lang is acrid and warm, it breaks qi stagnation and kills worms, dispels phlegm an expels water--it especially expels tenesmus.

腹皮微温，能下膈气，安胃健脾，浮肿消去。

Fù pí wēi wēn, néng xià gé qì, ān wèi jiàn pí, fú zhǒng xiāo qù.

Da Fu Pi is slightly warm, it can precipitate diaphragmatic qi, quiets the stomach and fortifies the spleen, eliminates superficial swelling.

香薷味辛，伤暑便涩，霍乱水肿，除烦解热。

Xiāng rú wèi xīn, shāng shǔ biàn sè, huò luàn shuǐ zhǒng, chú fán jiě rè.

Xiang Ru's flavor is acrid, treats summer heat damage and unsmooth urination, sudden turmoil and water swelling, eliminates vexation and resolves heat.

扁豆微温，转筋吐泻，下气和中，酒毒能化。

Biǎn dòu wēi wēn, zhuàn jīn tù xiè, xià qì hé zhōng, jiǔ dú néng huà.

Bai Bian Dou is slightly warm, treats cramps, vomiting and diarrhea, precipitates qi downward and harmonizes the center, can transform alcohol toxicity.

猪苓味淡，利水通淋，消肿除湿，多服损肾。

Zhū líng wèi dàn, lì shuǐ tōng lín, xiāo zhǒng chú shī, duō fú sǔn shèn.

Zhu Ling's flavor is bland, disinhibits water and frees strangury, disperses swelling and eliminates dampness, frequent use damages the kidneys.

泽泻甘寒，消肿止渴，除湿通淋，阴汗自遏。

Zé xiè gān hán, xiāo zhǒng zhǐ kě, chú shī tōng lín, yīn hàn zì è.

Ze Xie is sweet and cold, disperses swelling and allays thirst, eliminates dampness and frees strangury, yin sweating is naturally checked. [Yin sweating means genital sweating]

木通性寒，小肠热闭，利窍通经，最能导滞。

Mù tōng xìng hán, xiǎo cháng rè bì, lì qiào tōng jīng, zuì néng dǎo zhì.

Mu Tong's nature is cold, treats small intestine heat block, disinhibits the orifices and frees menstruation, most effective at abducting stagnation.

车前子寒，溺涩赤眼，小便能通，大便能实。

Chē qián zǐ hán, niào sè chì yǎn, xiǎo biàn néng tōng, dà biàn néng shí.

Che Qian Zi is cold, treats unsmooth urination and red eyes, it can free urination and can solidify the stool.

地骨皮寒，解肌退热，有汗骨蒸，强阴凉血。

Dì gǔ pí hán, jiě jī tuì rè, yǒu hàn gǔ zhēng, qiáng yīn liáng xuè.

Di Gu Pi is cold, resolves flesh and abates heat, treats steaming bone with sweating, strengthens yin and cools blood.

木瓜味酸，湿肿脚气，霍乱转筋，足膝无力。

Mù guā wèi suān, shī zhǒng jiǎo qì, huò luàn zhuàn jīn, zú xī wú lì.

Mu Gua's flavor is sour, treats damp swelling leg qi, sudden turmoil and cramps, legs and knees without strength.

威灵苦温，腰膝冷痛，消痰痃癖，风湿皆用。

Wēi líng kǔ wēn, yāo xī lěng tòng, xiāo tán xián pì, fēng shī jiē yòng.

Wei Ling Xian is bitter and warm, treats cold pain of lumbus and knees, disperses phlegm, strings and aggregations, use for all wind dampness.

牡丹苦寒，破血通经，血分有热，无汗骨蒸。

Mǔ dān kǔ hán, pò xuè tōng jīng, xuè fēn yǒu rè, wú hàn gǔ zhēng.

Mu Dan Pi is bitter and cold, breaks blood stasis and frees menstruation, heat in the blood aspect, steaming bone without sweating.

玄参苦寒，清无根火，消肿骨蒸，补肾亦可。

Xuán shēn kǔ hán, qīng wú gēn huǒ, xiāo zhǒng gǔ zhēng, bǔ shèn yì kě.

Xuan Shen is bitter and cold, clears rootless fire, disperses swelling and steaming bone, also can supplement the kidneys.

沙参味甘，消肿排脓，补肝益肺，退热除风。

Shā shēn wèi gān, xiāo zhǒng pái nóng, bǔ gān yì fèi, tuì rè chú fēng.

Sha Shen's flavor is sweet, disperses swelling and expels pus, supplements the liver and boosts the lung, abates heat and eliminates wind.

丹参味苦，破积调经，生新去恶，祛除带崩。

Dān shēn wèi kǔ, pò jī tiáo jīng, shēng xīn qù è, qū chú dài bēng.

Dan Shen's flavor is bitter, breaks accumulation and regulates the menses, engenders the new and eliminates evil, dispels flooding and vaginal discharge.

苦参味苦，痈肿疮疥，下血肠风，眉脱赤癞。

Kǔ shēn wèi kǔ, yōng zhǒng chuāng jiè, xià xuè cháng fēng, méi tuō chì lài.

Ku Shen's flavor is bitter, treats welling abscesses, swollen sores and scabies, precipitation of blood and intestinal wind, eyebrow loss, redness and favus.

龙胆苦寒，疗眼赤疼，下焦湿肿，肝经热烦。

Lóng dǎn kǔ hán, liáo yǎn chì téng, xià jiāo shī zhǒng, gān jīng rè fán.
Long Dan Cao is bitter and cold, treats red and painful eyes, lower burner damp swelling, liver channel heat vexation.

五加皮温，祛痛风痹，健步坚筋，益精止沥。

Wǔ jiā pí wēn, qū tòng fēng bì, jiàn bù jiān jīn, yì jīng zhǐ lì.
Wu Jia Pi is warm, dispels painful wind impediment, steadies the gait and strengthens sinews, boosts essence and stops dribbling.

防己气寒，风湿脚痛，热积膀胱，消痈散肿。

Fáng jǐ qì hán, fēng shī jiǎo tòng, rè jī páng guāng, xiāo yōng sàn zhǒng.
Fang Ji's nature is cold, treats wind damp leg pain, bladder heat accumulation, dispels welling abscesses and disperses water swelling.

地榆沉寒， 血热堪用，血痢带崩，金疮止痛。

Dì yú chén hán, xuè rè kān yòng, xuè lì dài bēng, jīn chuāng zhǐ tòng.
Di Yu is profoundly cold, is usable for blood heat, bloody dysentery, flooding, and vaginal discharge, relieves pain of incised wounds.

茯神补心，善镇惊悸，恍惚健忘，兼除怒恚。

Fú shén bǔ xīn, shàn zhèn jīng jì, huǎng hū jiàn wàng, jiān chú nù huì.
Fu Shen supplements the heart, good at settling fearful throbbing, absent-mindedness and forgetfulness, simultaneously eliminates anger.

远志气温，能驱惊悸，安神镇心，今人多记。

Yuǎn zhì qì wēn, néng qū jīng jì, ān shén zhèn xīn, jīn rén duō jì.

Yuan Zhi's nature is warm, it can expel fearful throbbing, calms the spirit and settles the heart, now people's memory is better.

酸枣味酸，敛汗驱烦，多眠用生，不眠用炒。

Suān zǎo wèi suān, liǎn hàn qū fán, duō mián yòng shēng, bù mián yòng chǎo.

Suan Zao Ren's flavor is sour, constrains sweating and expels vexation, with profuse sleeping, use the raw version, with insomnia use the dry-fried version.

菖蒲性温，开心利窍，去痹除风，出声至妙。

Chāng pú xìng wēn, kāi xīn lì qiào, qù bì chú fēng, chū shēng zhì miào.

Shi Chang Pu's nature is warm, it opens the heart and disinhibits the orifices, eliminates impediment and eliminates wind, the patient speaking reaches the miraculous.

柏子味甘，补心益气，敛汗润肠，更疗惊悸。

Bǎi zǐ wèi gān, bǔ xīn yì qì, liǎn hàn rùn cháng, gèng liáo jīng jì.

Bai Zi Ren's flavor is sweet, it supplements the heart and boosts qi, constrains sweating and moistens the intestines, furthermore, it treats fearful throbbing.

益知辛温，安神益气，遗溺遗精，呕逆皆治。

Yì zhī xīn wēn, ān shén yì qì, yí niào yí jīng, ǒu nì jiē zhì.
Yi Zhi Ren is acrid and warm, calms the spirit and boosts qi, treats incontinence of urine and semen, retching counterflow—it treats all of these.

甘松味香，善除恶气，开郁醒脾，心腹痛已。

Gān sōng wèi xiāng, shàn chú è qì, kāi yù xǐng pí, xīn fù tòng yǐ.
Gan Song's flavor is aromatic, it is good at eliminating evil qi, opens depression and arouses the spleen, heart and abdominal pain ceases.
[Nardostachydis Radix et Rhizoma][1]

小茴性温，能除疝气，腹痛腰疼，调中暖胃。

Xiǎo huí xìng wēn, néng chú shàn qì, fù tòng yāo téng, tiáo zhōng nuǎn wèi.
Xiao Hui Xiang's nature is warm, can eliminate mounting, treats abdominal and lumbar pain, regulates the center, and warms the stomach.

大茴味辛，疝气脚气，肿痛膀胱，止呕开胃。

Dà huí wèi xīn, shàn qì jiǎo qì, zhǒng tòng páng guāng, zhǐ ǒu kāi wèi.
Da Hui Xiang's nature is acrid, treats mounting and leg qi, swelling and pain of the bladder, checks retching and increases food intake.

[1] English-Chinese Chinese-English Dictionary of Chinese Medicine p. 470

干姜味辛，表解风寒，炮苦逐冷，虚寒尤堪。

Gān jiāng wèi xīn, biǎo jiě fēng hán, pào kǔ zhú lěng, xū hán yóu kān.
Gan Jiang's flavor is acrid, resolves exterior wind cold, char-frying bitterly expels cold, for vacuity cold it is especially suitable.

附子辛热，性走不守，四肢厥冷，回阳功有。

Fù zǐ xīn rè, xìng zǒu bù shǒu, sì zhī jué lěng, huí yáng gōng yǒu.
Fu Zi is acrid and hot, if this nature in the patient has gone, there will be no defense, the four limbs will have counterflow cold, it performs the meritorious service to return yang.

川乌大热，搜风入骨，湿痹寒疼，破积之物。

Chuān wū dà rè, sōu fēng rù gǔ, shī bì hán téng, pò jī zhī wù.
Chuan Wu is greatly hot, it tracks wind and enters the bones, treats damp impediment cold pain, breaks accumulation.

木香微温，散滞和胃，诸风能调，行肝泻肺。

Mù xiāng wēi wēn, sàn zhì hé wèi, zhū fēng néng tiáo, xíng gān xiè fèi.
Mu Xiang is slightly warm, it scatters stagnation and harmonizes the stomach, all wind can be regulated, moves the liver and drains the lungs.

沉香降气，暖胃追邪，通天彻地，气逆为佳。

Chén xiāng jiàng qì, nuǎn wèi zhuī xié, tōng tiān chè dì, qì nì wéi jiā.

Chen Xiang downbears qi, warms the stomach and pursues evil, opens to heaven and penetrates the ground--for qi counterflow it is outstanding.

丁香辛热，能除寒呕，心腹疼痛，温胃可晓。

Dīng xiāng xīn rè, néng chú hán ǒu, xīn fù téng tòng, wēn wèi kě xiǎo.

Ding Xiang is acrid and hot, can eliminate stomach cold retching, treats heart and abdominal pain, warms the stomach, these may be known.

砂仁性温，养胃进食，止痛安胎，行气破滞。

Shā rén xìng wēn, yǎng wèi jìn shí, zhǐ tòng ān tāi, xíng qì pò zhì.

Sha Ren's nature is warm, nourishes the stomach for food intake, relieves pain and quiets the fetus, moves qi and breaks stagnation.

毕澄茄辛，除胀化食，消痰止哕，能逐寒气。

Bì chéng qié xīn, chú zhàng huà shí, xiāo tán zhǐ huì, néng zhú hán qì.

Bi Cheng Qie is acrid, eliminates distention and transforms food stagnation, disperses phlegm and checks vomiting, can expel cold qi.
[Cubebae Fructus]2

2 English-Chinese Chinese-English Dictionary of Chinese Medicine p. 406

26

肉桂辛热，善通血脉，腹痛虚寒，温补可得。

Ròu guì xīn rè, shàn tōng xuè mài, fù tòng xū hán, wēn bǔ kě dé.

Rou Gui is acrid and hot, it is good at freeing the blood vessels, treats abdominal pain from vacuity cold, it can both warm and supplement.

桂枝小梗，横行手臂，止汗舒筋，治手足痹。

Guì zhī xiǎo gěng, héng xíng shǒu bì, zhǐ hàn shū jīn, zhì shǒu zú bì.

Gui Zhi is the small twig, it moves across to the arms, checks sweating and soothes the sinews, treats arm and leg impediment.
[My Hung Ga teacher Yee Chee Wai, who is an injury specialist said of this medicinal: it is the twig, it goes to the same place in us]

吴萸辛热，能调疝气，脐腹寒疼，酸水能治。

Wú yú xīn rè, néng tiào shàn qì, qí fù hán téng, suān shuǐ néng zhì.

Wu Zhu Yu is acrid and hot, it can regulate mounting, cold abdominal pain around the navel, and can treat acid reflux.

延胡气温，心腹卒痛，通经活血，跌扑血崩。

Yán hú qì wēn, xīn fù cù tòng, tōng jīng huó xuè, diē pū xuè bēng.

Yan Hu Suo's nature is warm, treats heart and abdomen sudden pain, frees menstruation and quickens the blood, trauma and uterine bleeding.

薏苡味甘，专除湿痹，筋节拘挛，肺痈肺痿。

Yì yǐ wèi gān, zhuān chú shī bì, jīn jié jū luán, fèi yōng fèi wěi.

Yi Yi Ren's flavor is sweet, it specifically eliminates damp impediment, treats muscle hypertonicity and joint stiffness, lung welling abscess and lung wilting.

肉蔻辛温，脾胃虚冷，泻痢不休，功可立等。

Ròu kòu xīn wēn, pí wèi xū lěng, xiè lì bù xiū, gōng kě lì děng.

Rou Dou Kou is acrid and warm, treats spleen and stomach vacuity cold, unceasing diarrhea-wait and these are achieved immediately.

草蔻辛温，治寒犯胃，作痛呕吐，不食能食。

Cǎo kòu xīn wēn, zhì hán fàn wèi, zuò tòng ǒu tù, bù shí néng shí.

Cao Dou Kou is acrid and warm, treats cold attacking the stomach causing pain and vomiting, those with no intake then can eat.

诃子味苦，涩肠止痢，痰嗽喘急，降火敛肺。

Hē zǐ wèi kǔ, sè cháng zhǐ lì, tán sòu chuǎn jí, jiàng huǒ liǎn fèi.

He Zi's flavor is bitter, it astringes the intestines and checks dysentery, phlegm-cough and urgent panting, downbears fire and constrains the lung.

草果味辛，消食除胀，截疟逐痰，解瘟辟瘴。

Cǎo guǒ wèi xīn, xiāo shí chú zhàng, jié nüè zhú tán, jiě wēn pì zhàng.

Cao Guo's flavor is acrid, it disperses food stagnation and eliminates distention, interrupts malaria and expels phlegm, resolves epidemics and repels miasma.

常山苦寒，截疟除痰，解伤寒热，水胀能宽。

Cháng shān kǔ hán, jié nüè chú tán, jiě shāng hán rè, shuǐ zhàng néng kuān.

Chang Shan is bitter and cold, interrupts malaria and eliminates phlegm, resolves cold damage heat disease, water swelling can be relieved.
[Dichroae Radix]3

良姜性热，下气温中，转筋霍乱，酒食能攻。

Liáng jiāng xìng rè, xià qì wēn zhōng, zhuàn jīn huò luàn, jiǔ shí néng gōng.

Gao Liang Jiang's nature is hot, precipitates qi and warms the center, treats cramps and sudden turmoil, can attack damage by alcohol and food.

山楂味甘，磨消肉积，疗疝催疮，消膨健胃。

Shān zhā wèi gān, mó xiāo ròu jī, liáo shàn cuī chuāng, xiāo péng jiàn wèi.

Shan Zha's flavor is sweet, grinds away meat accumulation, treats mounting and speeds healing of sores, disperses bloating and fortifies the stomach.

3 English-Chinese Chinese-English Dictionary of Chinese Medicine p. 419

神曲味甘，开胃进食，破结逐痰，调中下气。

Shén qū wèi gān, kāi wèi jìn shí, pò jié zhú tán, tiáo zhōng xià qì.

Shen Qu's flavor is sweet, increases food intake, breaks binds and expels phlegm, regulates the center and precipitates qi.

麦芽甘温，能消宿食，心腹膨胀，行血散滞。

Mài yá gān wēn, néng xiāo sù shí, xīn fù péng zhàng, xíng xuè sàn zhì.

Mai Ya is sweet and warm, it can disperse abiding food, treats heart and abdomen distention, moves blood and scatters stagnation.

苏子味辛，驱痰降气，止咳定喘，更润心肺。

Sū zi wèi xīn, qū tán jiàng qì, zhǐ ké dìng chuǎn, gèng rùn xīn fèi.

Zi Su Zi's flavor is acrid, expels phlegm and downbears qi, suppresses cough and calms panting, furthermore, it moistens lungs and heart.

白芥子辛，专化胁痰，疟蒸痞块，服之能安。

Bái jiè zǐ xīn, zhuān huà xié tán, nüè zhēng pǐ kuài, fú zhī néng ān.

Bai Jie Zi is acrid, especially transforms rib-side phlegm, treats malaria steaming glomus lumps, take it--it can calm all of these.

甘遂苦寒，破癥消痰，面浮蛊胀，利水能安。

Gān suì kǔ hán, pò zhēng xiāo tán, miàn fú gǔ zhàng, lì shuǐ néng ān.
Gan Sui is bitter and cold, breaks concretions and disperses phlegm, treats facial puffiness and gu distention, disinhibits water and can calm all this.

大戟甘寒，消水利便，腹胀癥坚，其动瞑眩。

Dà jǐ gān hán, xiāo shuǐ lì biàn, fù zhàng zhēng jiān, qí dòng míng xuàn.
Da Ji is sweet and cold, disperses water and disinhibits the stool, treats abdominal distention, concretions and hardness, it arouses dizziness and nausea.

芫花寒苦，能消胀蛊，利水泻湿，止咳痰吐。

Yuán huā hán kǔ, néng xiāo zhàng gǔ, lì shuǐ xiè shī, zhǐ ké tán tǔ.
Yuan Hua is cold and bitter, can dispel gu distention, disinhibits water and drains dampness, suppresses cough and spitting of phlegm.

商陆苦寒，赤白各异，赤者消风，白利水气。

Shāng lù kǔ hán, chì bái gè yì, chì zhě xiāo fēng, bái lì shuǐ qì.
Shang Lu is bitter and cold, red and white types are different, the red type disperses wind and the white type disinhibits water qi.

海藻咸寒，消瘿散疬，除胀破癥，利水通闭。

Hǎi zǎo xián hán, xiāo yǐng sàn lì, chú zhàng pò zhēng, lì shuǐ tōng bì.
Hai Zao is salty and cold, it disperses goiter and scatters scrofula, eliminates distention and breaks concretions, disinhibits water and frees that which is blocked.

牵牛苦寒，利水消肿，蛊张痃癖，散滞除壅。

Qiān niú kǔ hán, lì shuǐ xiāo zhǒng, gǔ zhàng xián pì, sàn zhì chú yōng.
Qian Niu Zi is bitter and cold, disinhibits water and disperses swelling, gu distention and strings and aggregations, scatters stagnation and eliminates congestion.

葶苈辛苦，利水消肿，痰咳癥瘕，治喘肺痈。

Tíng lì xīn kǔ, lì shuǐ xiāo zhǒng, tán ké zhēng jiǎ, zhì chuǎn fèi yōng.
Ting Li Zi is acrid and bitter, disinhibits water and disperses swelling, treats phlegm cough, concretions and conglomerations, treats panting and lung welling abscess.

瞿麦苦寒，专治淋病，清热破血，通经立应。

Qú mài kǔ hán, zhuān zhì lín bìng, qīng rè pò xuè, tōng jīng lì yìng.
Qu Mai is bitter and cold, especially treats strangury disease, clears heat and breaks blood stasis, frees menstruation—it responds immediately.

三棱味苦，利血消癖，气滞作痛，虚者当忌。

Sān léng wèi kǔ, lì xuè xiāo pì, qì zhì zuò tòng, xū zhě dāng jì.

San Leng's flavor is bitter, disinhibits blood and disperses aggregations, treats qi stagnation causing pain, in vacuity, dread this medicinal.

五灵味甘，血痢腹痛，止血炒用，行血用生。

Wǔ líng wèi gān, xuè lì fù tòng, zhǐ xuè chǎo yòng, xíng xuè yòng shēng.

Wu Ling Zhi's flavor is sweet, treats bloody dysentery and abdominal pain, to stanch bleeding, use fried, to move blood use raw.

莪术温苦，善破痃癖，止痛消瘀，通经最宜。

É zhú wēn kǔ, shàn pò xián pì, zhǐ tòng xiāo yū, tōng jīng zuì yí.

E Zhu is warm and bitter, it is good at breaking strings and aggregations, relieves pain and disperses stasis, frees menstruation--it is the most suitable for these.

干漆辛温，通经破瘕，追积杀虫，效如奔马。

Gàn qī xīn wēn, tōng jīng pò jiǎ, zhuī jī shā chóng, xiào rú bēn mǎ.

Gan Qi is acrid and warm, frees menstruation and breaks conglomerations, expels accumulation and kills worms, the effect is like a galloping horse.
[Lacca Exsiccata]4

4 English-Chinese Chinese-English Dictionary of Chinese Medicine p. 469

蒲黄味甘，逐瘀止崩，止血须炒，破血用生。

Pú huáng wèi gān, zhú yū zhǐ bēng, zhǐ xuè xū chǎo, pò xuè yòng shēng.

Pu Huang's flavor is sweet, expels stasis and stanches flooding, to stanch bleeding, it must be stir-fried, to break blood stasis use raw.

苏木甘咸，能行积血，产后瘀阻，兼治扑跌。

Sū mù gān xián, néng xíng jī xuè, chǎn hòu yū zǔ, jiān zhì pū diē.

Su Mu is sweet and salty, can move accumulated blood, postpartum stasis obstructing, simultaneously treats traumatic injury.

桃仁甘平，能润大肠，通经破瘀，血瘕堪尝。

Táo rén gān píng, néng rùn dà cháng, tōng jīng pò yū, xuè jiǎ kān cháng.

Tao Ren is sweet and neutral, it can moisten the large intestine, frees menstruation and breaks stasis, blood conglomeration—it can be tried.

姜黄味辛，消痈破血，心腹结痛，下气最捷。

Jiāng huáng wèi xīn, xiāo yōng pò xuè, xīn fù jié tòng, xià qì zuì jié.

Jiang Huang's flavor is acrid, it disperses welling abscesses and breaks blood stasis, treats heart and abdominal pain, it is fastest to precipitate qi.

郁金味苦，破血行气，血淋溺血，郁结能舒。

Yù jīn wèi kǔ, pò xuè xíng qì, xuè lín niào xuè, yù jié néng shū.

Yu Jin's flavor is bitter, it breaks blood stasis and moves qi, treats blood strangury and blood in the urine, it can soothe depression and binding. [blood strangury is distinguished from blood in the urine by the presence of pain]

金银花甘，疗痈无对，未成则散，已成则溃。

Jīn yín huā gān, liáo yōng wú duì, wèi chéng zé sàn, yǐ chéng zé kuì.

Jin Yin Hua is sweet, it is unequalled treating welling abscesses, if they haven't formed fully yet, then they will scatter, if they have fully formed, then they will rupture.

漏芦性寒，去恶疮毒，补血排脓，生肌长肉。

Lòu lú xìng hán, qù è chuāng dú, bǔ xuè pái nóng, shēng jī cháng ròu.

Lou Lu's nature is cold, it eliminates malign toxic sores, supplements blood and expels pus, engenders and fills out flesh.

[Rhapontici seu Echinopis Radix]5

蒺藜味苦，疗疮瘙痒，白癜头疮，翳除目朗。

Jí lí wèi kǔ, liáo chuāng sào yǎng, bái diàn tóu chuāng, yì chú mù lǎng.

Bai Ji Li's flavor is bitter, it treats itching sores, white patch wind and head sores, eliminates screens and brightens the eyes.

5 English-Chinese Chinese-English Dictionary of Chinese Medicine p. 551

白及味苦，功专收敛， 肿毒疮疡，外科最善。

Bái jí wèi kǔ, gōng zhuān shōu liǎn, zhǒng dú chuāng yáng, wài kē zuì shàn.

Bai Ji's flavor is bitter, its special skill is astringing, treats toxic swellings and sores, it is the best at external medicine.

蛇床辛苦，下气温中，恶疮疥癞，逐瘀祛风。

Shé chuáng xīn kǔ, xià qì wēn zhōng, è chuāng jiè lài, zhú yū qū fēng.

She Chuang Zi is acrid and bitter, precipitates qi and warms the center, treats malign sores and scabies, expels stasis and dispels wind.

天麻味甘，能驱头眩，小儿惊痫，拘挛瘫痪。

Tiān má wèi gān, néng qū tóu xuàn, xiǎo ér jīng xián, jū luán tān huàn.

Tian Ma's flavor is sweet, can expel head dizziness, childhood fright epilepsy, hypertonicity and paralysis.

白附辛温，治面瘢疵，血痹风疮，中风痰湿。

Bái fù xīn wēn, zhì miàn bān cī, xuè bì fēng chuāng, zhòng fēng tán shī.

Bai Fu Zi is acrid and warm, treats facial scars and blemishes, blood impediment and wind sores, wind strike and phlegm damp.

全蝎味辛，却风痰毒，口眼㖞斜，风痫发搐。

Quán xiē wèi xīn, què fēng tán dú, kǒu yǎn wāi xié, fēng xián fā chù.

Quan Xie's flavor is acrid, eliminates wind phlegm toxin, treats deviated mouth and eyes, wind epilepsy convulsions.

蝉蜕甘寒，消风定惊，杀疳除热，退翳侵睛。

Chán tuì gān hán, xiāo fēng dìng jīng, shā gān chú rè, tuì yì qīn jīng.

Chan Tui is sweet and cold, disperses wind and calms fright, kills gan and eliminates heat, abates screens invading the eyes.

僵蚕味咸，诸风惊痫，湿痰喉痹，疮毒瘢痕。

Jiāng cán wèi xián, zhū fēng jīng xián, shī tán hóu bì, chuāng dú bān hén.

Jiang Can's flavor is salty, treats all wind and fright epilepsy, damp phlegm throat impediment, and scars from toxic sores.

蜈蚣味辛，蛇虺恶毒，镇惊止痉，祛风逐瘀。

Wú gōng wèi xīn, shé huī è dú, zhèn jīng zhǐ jìng, qū fēng zhú yū.

Wu Gong's flavor is acrid, treats poisonous snake venom, settles fright and checks tetany, expels wind and blood stasis.

木鳖甘寒，能追疮毒，乳痈腰疼，消肿最速。

Mù biē gān hán, néng zhuī chuāng dú, rǔ yōng yāo téng, xiāo zhǒng zuì sù.

Mu Bie Zi is sweet and cold, it can expel pus from toxic sores, treats mammary welling abscesses and lumbar pain, is fastest at dispersing swelling.

蜂房咸苦，惊痫瘈疭，牙痛肿毒，瘰疬乳痈。

Fēng fáng xián kǔ, jīng xián chì zòng, yá tòng zhǒng dú, luǒ lì rǔ yōng.
Feng Fang is salty and bitter, treats fright epilepsy and convulsions, tooth pain and toxic swelling, scrofula and mammary welling abscesses.

花蛇温毒，瘫痪㖞斜，大风疥癞，诸毒称佳。

Huā shé wēn dú, tān huàn wāi xié, dàfēng jiè lài, zhū dú chèn jiā.
Bai Hua She is warm and toxic, treats paralysis and deviated eyes and mouth, pestilential wind scabies, it is suitable and outstanding for all toxin.

蛇蜕辟恶，能除翳膜，肠痔蛊毒，惊痫搐搦。

Shé tuì pì è, néng chú yì mó, cháng zhì gǔ dú, jīng xián chù nuò.
She Tui repels evil, can eliminate the membrane of eye screens, treats hemorrhoids and gu toxin, fright epilepsy and convulsions.

槐花味苦，痔漏肠风，大肠热痢，更杀蛔虫。

Huái huā wèi kǔ, zhì lòu cháng fēng, dà cháng rè lì, gèng shā huí chóng.
Huai Hua Mi's flavor is bitter, it treats hemorrhoids, fistula and intestinal wind, large intestine heat dysentery, furthermore it kills roundworms.

鼠粘子辛，能除疮毒，瘾疹风热，咽痛可逐。

Shǔ zhān zǐ xīn, néng chú chuāng dú, yǐn zhěn fēng rè, yàn tòng kě zhú.6

Niu Bang Zi is acrid, it can eliminate sore toxin, wind heat dormant papules, can expel throat pain. [Wind dormant papules is equivalent to urticaria/hives]7

茵陈味苦，退疸除黄，泻湿利水，清热为凉。

Yīn chén wèi kǔ, tuì dǎn chú huáng, xiè shī lì shuǐ, qīng rè wéi liáng.

Yin Chen Hao's flavor is bitter, it abates jaundice, drains damp and disinhibits water, clears heat because it is cold.

红花辛温，最消瘀热，多则通经，少则养血。

Hóng huā xīn wēn, zuì xiāo yū rè, duō zé tōng jīng, shǎo zé yǎng xuè.

Hong Hua is acrid and warm, it's best at dispersing stasis heat, use more for freeing menstruation, use less for nourishing blood.

蔓荆子苦，头疼能治，拘挛湿痹，泪眼堪除。

Màn jīng zǐ kǔ, tóu téng néng zhì, jū luán shī bì, lèiyǎn kān chú.

Man Jing Zi is bitter, it can treat headache, hypertonicity and damp impediment, it is suitable for eliminating tearful eyes.

6 Zhong Yao Da Ci Dian p. 588 where I found the alternate medicinal name Shu Zhan Zi
7 Practical Dictionary of Chinese Medicine p.145

兜铃苦寒，能熏痔漏，定喘消痰，肺热久嗽。

Dōu líng kǔ hán, néng xūn zhì lòu, dìng chuǎn xiāo tán, fèi rè jiǔ sòu.
Ma Dou Ling is bitter and cold, it can fume hemorrhoids and fistula, calms panting and disperses phlegm, treats long-term lung heat cough.

百合味甘，安心定胆，止嗽消浮，痈疽可啖。

Bǎi hé wèi gān, ān xīn dìng dǎn, zhǐ sòu xiāo fú, yōng jū kě dàn.
Bai He's flavor is sweet, it calms the heart and the gallbladder, suppresses cough and disperses puffiness, it can be tasted for welling and flat abscesses.

秦艽微寒，除湿荣筋，枝节风痛，下血骨蒸。

Qín jiāo wēi hán, chú shī róng jīn, zhī jié fēng tòng, xià xuè gǔ zhēng.
Qin Jiao is slightly cold, eliminates dampness and luxuriates sinews, treats wind pain in the limb joints, precipitation of blood and steaming bone.

紫菀苦辛，痰喘咳逆，肺痈吐脓，寒热并济。

Zǐ wǎn kǔ xīn, tán chuǎn ké nì, fèi yōng tǔ nóng, hán rè bìng jì.
Zi Wan is bitter and acrid, treats phlegm panting and counterflow cough, lung welling abscesses and spitting of pus, aversion to cold and heat effusion—simultaneous relief.

款花甘温，理肺消痰，肺痈喘咳，补劳除烦。

Kuǎn huā gān wēn, lǐ fèi xiāo tán, fèi yōng chuǎn ké, bǔ láo chú fán.
Kuan Dong Hua is sweet and warm, rectifies the lungs and disperses phlegm, treats lung welling abscesses, panting and cough, supplements in taxation and eliminates vexation.

金沸草温，消痰止嗽，明目祛风，逐水尤妙。

Jīn fèi cǎo wēn, xiāo tán zhǐ sòu, míng mù qū fēng, zhú shuǐ yóu miào.
Jin Fei Cao is warm, disperses phlegm and suppresses cough, brightens the eyes and dispels wind, expels water-- it's exceptionally miraculous.
[Inulae Caulis et Folium]8

桑皮甘辛，止嗽定喘，泻肺火邪，其功不浅。

Sāng pí gān xīn, zhǐ sòu dìng chuǎn, xiè fèi huǒ xié, qí gōng bù qiǎn.
Sang Bai Pi is sweet and acrid, suppresses cough and calms panting, drains lung fire-evil, its achievement is not shallow.

杏仁苦温，风寒喘嗽，大肠气闭，便难切要。

Xìng rén kǔ wēn, fēng hán chuǎn sòu, dà cháng qì bì, biàn nán qiè yào.
Xing Ren is bitter and warm, treats wind cold panting and cough, large intestine qi block, difficult defecation –for these it's essential.

8 English-Chinese Chinese-English Dictionary of Chinese Medicine. P. 519

乌梅酸温，收敛肺气，止渴生津，能安泻痢。

Wū méi suān wēn, shōu liǎn fèi qì, zhǐ kě sheng jīn, néng
ān xiè lì.

Wu Mei is sour and warm, astringes lung qi, allays thirst
and generates liquid, can quiet diarrhea.

天花粉寒，止渴除烦，排脓消毒，善除痰热。

Tiān huā fěn hán, zhǐ kě chú fán, pái nóng xiāo dú, shàn
chú tán rè.

Tian Hua Fen is cold, allays thirst and eliminates vexation,
expels pus and disperses toxin, is good at eliminating
phlegm heat.

瓜蒌仁寒，宁嗽化痰，伤寒结胸，解渴止烦。

Guā lóu rén hán, níng sòu huà tán, shāng hán jié xiōng, jiě
kě zhǐ fán.

Gua Lou Ren is cold, quiets cough and transforms phlegm,
treats chest bind in cold damage, allays thirst and relieves
vexation.

密蒙花甘，主能明目，虚翳青盲，服之效速。

Mì méng huā gān, zhǔ néng míng mù, xū yì qīng máng, fú
zhī xiào sù.

Mi Meng Hua is sweet, mainly can brighten the eyes, treats
vacuity eye screens and clear eyed blindness--take it and
the effect is quick.

菊花味甘，除热祛风，头晕目赤，收泪殊功。

Jú huā wèi gān, chú rè qū fēng, tóu yūn mù chì, shōu lèi shū gōng.

Ju Hua's flavor is sweet, it eliminates heat and dispels wind, treats head dizziness and red eyes, stops tearing-- these are its outstanding achievements.

木贼味甘，疏肝退翳，能止月经，更消积聚。

Mù zéi wèi gān, shū gān tuì yì, néng zhǐ yuè jīng, gèng xiāo jī jù.

Mu Zei's flavor is sweet, it courses the liver and abates eye screens, can stanch overly heavy menses, and furthermore disperses accumulations and gatherings.

决明子甘，能祛肝热，目痛收泪，仍止鼻血。

Jué míng zǐ gān, néng qū gān rè, mù tòng shōu lèi, réng zhǐ bí xuè.

Jue Ming Zi is sweet, it can dispel liver heat, treats eye pain and stops tearing, yet also stops nosebleeds.

犀角酸寒，化毒辟邪，解热止血，消肿毒蛇。

Xī jiǎo suān hán, huà dú pì xié, jiě rè zhǐ xuè, xiāo zhǒng dú shé.

Xi Jiao is salty and cold, transforms toxin and repels evil, resolves heat and stanches bleeding, disperses swelling from bites of poisonous snakes.

羚羊角寒，明目清肝，祛惊解毒，神志能安。

Líng yáng jiǎo hán, míng mù qīng gān, qū jīng jiě dú, shén zhì néng ān.
Ling Yang Jiao is cold, brightens the eyes and clears the liver, dispels fright and resolves toxin, can calm the spirit-mind.

龟甲味甘，滋阴补肾，逐瘀续筋，更医颅囟。

Guī jiǎ wèi gān, zī yīn bǔ shèn, zhú yū xù jīn, gèng yī lú xìn.
Gui Ban's flavor is sweet, enriches the yin and supplements the kidneys, expels blood stasis and joins sinews, furthermore, treats delayed fontanel closure.

鳖甲咸平，劳嗽骨蒸，散淤消肿，去痞除癥。

Biē jiǎ xián píng, láo sòu gǔ zhēng, sàn yū xiāo zhǒng, qù pǐ chú zhēng.
Bie Jia is salty and neutral, treats taxation cough and steaming bone, scatters blood stasis and disperses swelling, eliminates glomus and eliminates concretions.

海蛤味咸，清热化痰，胸痛水肿，坚软结散。

Hǎi gé wèi xián, qīng rè huà tán, xiōng tòng shuǐ zhǒng, jiān ruǎn jié sàn.
Hai Ge Ke's flavor is salty, clears heat and transforms phlegm, treats chest pain and water swelling, softens hardness and scatters binds.

桑上奇生，风湿腰痛，安胎止崩，疮疡亦用。

Sāng shàng jì shēng, fēng shī yāo tòng, ān tāi zhǐ bēng, chuāng yáng yì yòng.
Sang Ji Sheng, treats wind damp lumbar pain, quiets the fetus and stanches flooding, also used for sores.

火麻味甘，下乳催生，润肠通结，小水能行。

Huǒ má wèi gān, xià rǔ cuī shēng, rùn cháng tòng jié, xiǎo shuǐ néng xíng.

Huo Ma Ren's flavor is sweet, it promotes lactation and hastens delivery, moistens the intestines and frees the bound stool, urine can move.

山豆根苦，疗咽肿痛，敷蛇虫伤，可救急用。

Shān dòu gēn kǔ, liáo yàn zhǒng tòng, fū shé chóng shāng, kě jiù jí yòng.

Shan Dou Gen is bitter, treats painful swollen throat, apply to damage from insect and snake bites, can help in emergencies.

益母辛苦，女科为主，产后胎前，生新去瘀。

Yì mǔ xīn kǔ, nǚ kē wéi zhǔ, chǎn hòu tāi qián, shēng xīn qù yū.

Yi Mu Cao is acrid and bitter, in gynecology it is the master medicinal, can be used post and ante-partum, engenders new flesh and eliminates blood stasis.

紫草咸寒，能通九窍，利水消膨，痘疹最要。

Zǐ cǎo xián hán, néng tōng jiǔ qiào, lì shuǐ xiāo péng, dòu zhěn zuì yào.

Zi Cao is salty and cold, it can open the nine orifices, disinhibits water and disperses bloating, most essential for smallpox rashes.

紫葳味酸，调经止痛，崩中带下，癥瘕通用。

Zǐ wēi wèi suān, tiáo jīng zhǐ tòng, bēng zhōng dài xià, zhēng jiǎ tōng yòng.

Zi Wei's flavor is sour, it regulates the menses and relieves pain, treats flooding and vaginal discharge, concretions and conglomerations--it's commonly used for all these.

[Campsis Flos/凌霄花, ling2 xiao1 hua1][9]

地肤子寒，去膀胱热，皮肤瘙痒，除热甚捷。

Dì fū zǐ hán, qù páng guāng rè, pí fū sào yǎng, chú rè shén jié.

Di Fu Zi is cold, eliminates bladder heat, itching of the skin, extremely quick at eliminating heat.

楝根性寒，能追诸虫，疼痛立止，积聚立通。

Liàn gēn xìng hán, néng zhuī zhū chóng, téng tòng lì zhǐ, jī jù lì tōng.

Ku Lian Gen Pi's nature is cold, can expel all worms, immediately relieves pain, immediately frees accumulations and gatherings.

樗根味苦，泻痢带崩，肠风痔漏，燥湿涩精。

Chū gēn wèi kǔ, xiè lì dài bēng, cháng fēng zhì lòu, zào shī sè jīng.

Chun Pi's flavor is bitter, treats diarrhea, flooding and vaginal discharge, intestinal wind, hemorrhoids and fistula, dries dampness and astringes essence.

[Ailanthis Cortex/椿皮: Lorraine Wilcox directed me to www.zhongyibaike.com for the alternate name]

[9] English Chinese-Chinese English Dictionary of Chinese Medicine p. 767

泽兰甘苦，痈肿能消，打扑伤损，肢体虚浮。

Zé lán gān kǔ, yōng zhǒng néng xiāo, dǎ pū shāng sǔn, zhī tǐ xū fú.
Ze Lan is sweet and bitter, can disperse swollen welling abscess, treats trauma damage and detriment, limb and trunk vacuity puffiness.

牙皂味辛，通关利窍，敷肿痛消，吐风痰妙。

Yá zào wèi xīn, tōng guān lì qiào, fū zhǒng tòng xiāo, tǔ fēng tán miào.
Zao Jia's flavor is acrid, frees the gates and disinhibits the orifices, it relieves pain when applied to swellings, wind phlegm miraculously is ejected. [some sore/boil specialists used it to cause emesis to deal with wind phlegm][10]
[Gleditsiae Fructus Parvus][11]

芜荑味辛，驱邪杀虫，痔瘘癣疥，化食除风。

Wú yí wèi xīn, qū xié shā chóng, zhì lòu xuǎn jiè, huà shí chú fēng.
Wu Yi's flavor is acrid, it expels evil and kills worms, treats anal fistula, hemorrhoids and ringworm, transforms food stagnation and eliminates wind.
[Ulmi Ulmi Fructus Praeparatio][12]

[10] Chinese Herbal Medicine Materia Medica 3rd Edition p. 426
[11] English-Chinese Chinese-English Dictionary of Chinese Medicine p. 718
[12] English-Chinese Chinese-English Dictionary of Chinese Medicine p. 682

雷丸味苦，善杀诸虫，癫痫蛊毒，治儿有功。

Lei2 wan2 wei4 ku3, shan4 sha1 zhu1 chong2, dian1 xian2 gu3 du2, zhi4 er2 you3 gong1.
Lei Wan's flavor is bitter, it is good a killing all worms, treats epilepsy and gu toxin, treating children—it performs this meritorious service.
[Omphalia][13]

胡麻仁甘，疗肿恶疮，熟补虚损，筋壮力强。

Hú má rén gān, dīng zhǒng è chuāng, shú bǔ xū sǔn, jīn zhuàng lì qiáng.
Hei Zhi Ma is sweet, treats swollen clove and malign sores, the prepared form supplements vacuity detriment, strengthens sinews and increases strength.

苍耳子苦，疥癣细疮，驱风湿痹，瘙痒堪尝。

Cāng ěr zǐ kǔ, jiè xuǎn xì chuāng, qū fēng shī bì, sào yǎng kān cháng.
Cang Er Zi is bitter, treats scabies and lichen, expels wind damp impediment, it can be tried for itching.

---

[13] English-Chinese Chinese-English Dictionary of Chinese Medicine p. 541

蕤仁味甘，风肿烂弦，热胀胬肉，眼泪立痊。

Ruí rén wèi gān, fēng zhǒng làn xián, rè zhàng nǔ ròu, yǎn lèi lì quán.

Rui Ren's flavor is sweet, treats wind swelling, edge of eyelid ulceration, heat swelling and outcrop, tearing of the eyes--immediately these will recover. [wind swelling: "water swelling with thick skin, numbness and wandering pain"][14]
[Nux Princepiae][15]

青箱子苦，肝脏热毒，暴发赤障，青盲可服。

Qīng xiāng zǐ kǔ, gān zàng rè dú, bào fā chì zhàng, qīng máng kě fú.

Qing Xiang Zi is bitter, treats liver viscus heat toxin, fulminant effusion with redness and screen of the eye, for clear eye blindness—it can be taken.
[Oddly, although Qing Mang is often translated as glaucoma-modern sources say this medicinal is contraindicated for that condition as it can cause pupil dilation, which is bad in narrow-angle][16]

谷精草辛，牙齿风痛，口疮咽痹，眼翳通用。

Gǔ jīng cǎo xīn, yá chǐ fēng tòng, kǒu chuāng yàn bì, yǎn yì tōng yòng.

Gu Jing Cao is acrid, treats wind-pain of the teeth, mouth sores and throat impediment, in common use for eye screens.

[14] Pleco Dictionary Bundle (PD Dictionary)
[15] English-Chinese Chinese-English Dictionary of Chinese Medicine p. 608
[16] Chinese Herbal Medicine Materia Medica p. 114

白薇大寒，疗风治疟，人事不知，热邪堪却。

Bái wēi dà hán, liáo fēng zhì nüè, rén shì bù zhī, rè xié kān què.
Bai Wei is greatly cold, treats wind and malaria,
unconsciousness, can eliminate heat evil.

白蔹微寒，儿疟惊痫，女阴肿痛，痈疔可啖。

Bái liǎn wēi hán, ér nüè jīng xián, nǔ yīn zhǒng tòng, yōng dīng kě dàn.
Bai Lian is slightly cold, treats pediatric malaria and fright
epilepsy, swelling and pain of the vulva, welling
abscesses/clove sores-for these it may be tasted.
[Ampelopsis Radix]17

青蒿气寒，治疟效好，虚热盗汗，除骨蒸劳。

Qīng hāo qì hán, zhì nüè xiào hǎo, xū rè dào hàn, chú gǔ zhēng láo.
Qing Hao's nature is cold, treats malaria to good effect,
vacuity heat and night sweating, eliminates steaming bone
taxation.

茅根味甘，通关逐瘀，止吐衄血，客热可去。

Máo gēn wèi gān, tōng guān zhú yū, zhǐ tǔ nǜ xuè, kè rè kě qù.
Bai Mao Gen's flavor is sweet, frees the gates and expels
blood stasis, checks blood ejection and spontaneous
external bleeding, guest heat--it can eliminate these.
[Nǜ xuè could also include nosebleed]18

17 English-Chinese Chinese-English Dictionary of Chinese Medicine p.
396
18 English-Chinese Chinese-English Dictionary of Chinese Medicine:
Nigel Wiseman

大小蓟苦，消肿破血，吐衄咯唾，崩漏可啜。

Dà xiǎo jì kǔ, xiāo zhǒng pò xuè, tǔ nǜ kǎ tuò, bēng lòu kě chuò.
Da and Xiao Ji are bitter, they disperse swelling and break blood stasis, blood ejection and spontaneous external bleeding, hacking up spittle, flooding and leaking- can sip for all these.

枇杷叶苦，偏理肺脏，吐噦不已，解酒清上。

Pí pá yè kǔ, piān lǐ fèi zàng, tǔ yuē bù yǐ, jiě jiǔ qīng shàng.
Pi Pa Ye is bitter, treats lung viscus problems that are difficult to rectify, incessant vomiting, belching or hiccough, resolves the effects of alcohol and clears above.

木律大寒，口齿良药，瘰疬能治，心烦可却。

Mù lǜ dà hán, kǒu chǐ liáng yào, luǒ lì néng zhì, xīn fán kě què.
Mu Lü is greatly cold, is a good medicinal for mouth and teeth, can treat scrofula, heart vexation--it can eliminate these.
[Populus Euphratica][19]

射干味苦，逐瘀通经，喉痹口臭，痈毒堪凭。

Shè gān wèi kǔ, zhú yū tōng jīng, hóu bì kǒu chòu, yōng dú kān píng.
She Gan's flavor is bitter, it expels blood stasis and frees menstruation, treats throat impediment and bad breath, toxic welling abscesses--for these it can be depended on.

[19] Zhong Yao Da Ci Dian Chinese

鬼箭羽苦，通经活络，驱邪止痛，杀虫祛结。

Guǐ jiàn yǔ kǔ, tōng jīng huó luò, qū xié zhǐ tòng, shā chóng qū jié.

Gui Jian Yu is bitter, frees menstruation and quickens the network vessels, expels evil and relieves pain, kills worms and dispels binds.
[Euonymi Lignum Suberalatum][20]

夏枯草苦，瘰疬瘿瘤，破癥散结，湿痹能瘳。

Xià kū cǎo kǔ, luǒ lì yǐng liú, pò zhēng sàn jié, shī bì néng chōu.

Xia Ku Cao is bitter, treats scrofula and goiter, breaks concretions and scatters binds, damp impediment—these can be healed.

卷柏味辛，癥瘕血闭，风眩痿躄，脱肛下血。

Juǎn bǎi wèi xīn, zhēng jiǎ xuè bì, fēng xuàn wěi bì, tuō gāng xià xuè.

Juan Bai's flavor is acrid, treats concretions, conglomerations and blood block, wind/dizziness and crippling wilt, anal prolapse and precipitation of blood. [crippling wilt is: "weakness and limpness of the sinews that is severe cases prevents the lifting of the arms and legs accompanied by the sensation that the elbow, wrist, knee, and ankle are dislocated. In clinical practice, the condition is mainly found to affect the legs"][21] [Selaginellae Herba][22]

[20] English-Chinese Chinese-English Dictionary of Chinese Medicine p. 483
[21] Practical Dictionary of Chinese Medicine p. 678
[22] English-Chinese Chinese-English Dictionary of Chinese Medicine p.531

马鞭味苦，破血通经，癥瘕痞块，服之最灵。

Mǎ biān wèi kǔ, pò xuè tōng jīng, zhēng jiǎ pǐ kuài, fú zhī zuì líng.

Ma Bian Cao's flavor is bitter, breaks blood stasis and frees menstruation, concretions, conglomerations and abdominal lumps, taking it is most efficacious.
[Verbenae Herba cum Radice][23]

鹤虱味苦，杀虫追毒，心腹卒痛，蛔虫堪逐。

Hè shī wèi kǔ, shā chóng zhuī dú, xīn fù cù tòng, huí chóng kān zhú.

He Shi's flavor is bitter, kills worms and expels toxin, sudden pain of heart and abdomen, roundworms can be expelled.
[Carpesii Fructus][24]

白头翁寒，清热凉血，瘰疬疮疝，止痛百节。

Bái tóu wēng hán, qīng rè liáng xuè, luǒ lì chuāng shàn, zhǐ tòng bǎi jié.

Bai Tou Weng is cold, clears heat and cools the blood, treats scrofula, sores and mounting disorder, relieves pain in the hundred joints.

[23]English-Chinese Chinese-English Dictionary of Chinese Medicine p. 555
[24] English-Chinese Chinese-English Dictionary of Chinese Medicine p. 492

旱莲草甘，生须黑发，赤痢可止，血流可截。

Hàn lián cǎo gān, shēng xū hēi fà, chì lì kě zhǐ, xuè liú kě jié.
Han Lian Cao is sweet, engenders the beard and blackens the head hair, bloody dysentery can be checked, the flow of blood can be interrupted.

慈菇辛苦，疗肿痈疽，恶疮瘾疹，蛇虺并施。

Cí gū xīn kǔ, dīng zhǒng yōng jū, è chuāng yǐn zhěn, shé huī bìng shī.
Shan Ci Gu is acrid and bitter, treats swollen clove sores, flat-headed abscesses, malign sores and dormant papules, snakebite—simultaneously the effect is bestowed.

榆皮味甘，通水除淋，能利关节，敷肿定痛。

Yú pí wèi gān, tōng shuǐ chú lín, néng lì guān jié, fū zhǒng dìng tòng.
Yu Bai Pi's flavor is sweet, frees water and eliminates strangury, can disinhibit the joints, applied to swelling it calms pain.
[Ulmi Pumilae Cortex]25

钩藤微寒，疗儿惊痫，手足瘛疭，抽搐口眼。

Gōu téng wēi hán, liáo ér jīng xián, shǒu zú chì zòng, chōu chù kǒu yǎn.
Gou Teng is slightly cold, treats childhood fright epilepsy, hand and foot convulsions, convulsions of the eyes and mouth.

25 English-Chinese Chinese-English Dictionary of Chinese Medicine p. 740

稀莶味甘，追风除湿，聪耳明目，乌须黑发。

Xī xiān wèi gān, zhuī fēng chú shī, cōng ěr míng mù, wū xū hēi fǎ.

Xi Xian Cao's flavor is sweet, expels wind and eliminates dampness, sharpens hearing and brightens the eyes, blackens the beard and head hair.

葵花味甘，带痢两功，赤治赤者，白治白同。

Kuí huā wèi gān, dài lì liǎng gōng, chì zhì chì zhě, bái zhì bái tóng.

Shu Kui Hua's flavor is sweet, treats both vaginal discharge and dysentery, the red one treats red, white likewise treats white.

[The closest medicinal I found with a similar name and similar indications was Shu Kui Hua/蜀葵花 Altheae Roseae Flos]26

辛夷味辛，鼻塞流涕，香臭不闻，通窍之剂。

Xīn yí wèi xīn, bí sè liú tì, xiāng chòu bù wén, tōng qiào zhī jì.

Xin Yi Hua's flavor is acrid, treats nasal congestion and runny nose, unable to distinguish fragrant from stench, opens the orifices with a dose.

---

26 Zhong Yao Da Ci Dian P. 3495

续随子辛，恶疮蛊毒，通经消积，不可过服。

Xù suí zǐ xīn, è chuāng gǔ dú, tōng jīng xiāo jī, bù kě guò fú.

Xu Sui Zi is acrid, treats malign sores and gu toxin, frees menstruation and disperses accumulations, too much must not be taken.

[Euphorbiae Lathyridis Semen/千金子/ Qiān jīn zǐ][27]

海桐皮苦，霍乱久痢，疳慝疥癣，牙痛亦治。

Hǎi tóng pí kǔ, huò luàn jiǔ lì, gān tè jiè xuǎn, yá tòng yì zhì.

Hai Tong Pi is bitter, treats sudden turmoil and enduring dysentery, gan evil and scabies, can also treat tooth pain.

石南藤辛，肾衰脚弱，风淫湿痹，堪为妙药。

Shí nán téng xīn, shèn shuāi jiǎo ruò, fēng yín shī bì, kān wéi miào yào.

Shi Nan Teng is acrid, treats kidney debilitation and leg weakness, wind excess damp impediment, can be a miraculous medicinal.

[Photiniae Caulis][28]

---

[27] English-Chinese Chinese-English Dictionary of Chinese Medicine p. 712

[28] English-Chinese Dictionary of Chinese Medicine p. 635

鬼臼有毒，辟瘟除恶，杀虫驱蛊，风邪烦惑。

Guǐ jiù yǒu dú, pì wēn chú è, shā chóng qū gǔ, fēng xié fán huò.

Gui Jiu has toxins, repels epidemics and eliminates evil, kills worms and expels gu, wind evils and vexation are bewildered.

[Dysosmae Versipellis Rhizoma]29

大青气寒，伤寒热毒，黄汗黄疸，时疫宜服。

Dà qīng qì hán, shāng hán rè dú, huáng hàn huáng dǎn, shí yì yí fú.

Da Qing Ye's nature is cold, treats cold damage heat toxin, yellow sweat and jaundice, it is appropriate to take in seasonal epidemics.

侧柏味苦，吐衄崩痢，能生须眉，除湿之剂。

Cè bái wèi kǔ, tǔ nǜ bēng lì, néng shēng xū méi, chú shī zhī jì.

Ce Bai Ye is bitter, treats blood ejection and spontaneous external bleeding, flooding and dysentery, can engender the beard and eyebrows, a dose eliminates dampness.

槐实味苦，阴疮痒湿，五痔肿痛，泻热凉血。

Huái shí wèi kǔ, yīn chuāng yǎng shī, wǔ zhì zhǒng tòng, xiè rè liáng xuè.

Huai Jiao's flavor is bitter, treats itchy damp genital sores, the five types of hemorrhoids that are swollen and painful, drains heat and cools the blood.

[Sophorae Fructus]30

29 English-Chinese Chinese-English Dictionary of Chinese Medicine p. 483
30 English-Chinese Chinese-English Dictionary of Chinese Medicine p. 501

瓦楞子咸，妇人血块，男子痰癖，癥瘕可瘥。

Wǎ léng zǐ xián, fù rén xuè kuài, nán zǐ tán pì, zhēng jiǎ kě chài.

Wa Leng Zi is salty, treats women's blood clots, men's phlegm aggregation, concretions and conglomerations can recover.

棕榈子苦，禁泄涩痢，带下崩中，肠风堪用。

Zōng lú zǐ kǔ, jìn xiè sè lì, dài xià bēng zhōng, cháng fēng kān yòng.

Zong Lü Zi is bitter, restrains, discharges and astringes dysentery, treats vaginal discharge and flooding, intestinal wind—it can be used for these.
[Trachycarpi Fructus]31

冬葵子寒，滑胎易产，癃利小便，善通乳难。

Dōng kuí zǐ hán, huá tāi yì chǎn, lóng lì xiǎo biàn, shàn tōng rǔ nán.

Dong Kui Zi is cold, lubricates the fetus and eases childbirth, disinhibits dribbling urination, is good at freeing difficult lactation. [Since modern sources have pregnancy caution, I suspect the "lubricates fetus and eases childbirth" is a reminder of that]32

淫羊藿辛，阴起阳兴，坚筋益骨，老强力增。

Yín yáng huò xīn, yīn qǐ yáng xìng, jiān jīn yì gǔ, lǎo qiáng lì zēng.

Yin Yang Huo is acrid, raises the penis and revives the yang, strengthens the sinews and benefits the bones, increases strength in the elderly.

31 English-Chinese Chinese-English Dictionary of Chinese Medicine p. 768
32 www.zhongyibaike.com

松脂味甘，滋阴补阳，驱风安脏，膏可贴疮。

Sōng zhī wèi gān, zī yīn bǔ yáng, qū fēng ān zàng, gāo kě tiē chuāng.
Song Zhi's flavor is sweet, enriches yin and supplements yang, expels wind and calms the viscera, plasters of this can be applied to sores.

[Pini Resina][33] [also called 嫩松香/ Nèn sōng xiāng]

覆盆子甘，肾损精竭，黑须明眸，补虚续绝。

Fù pén zǐ gān, shèn sǔn jīng jié, hēi xū míng móu, bǔ xū xù jué.
Fu pen Zi is sweet, treats kidney detriment and exhaustion of jing, blackens the beard and brightens the eyes, supplements vacuity and extends out the time of death.

合欢味甘，利人心智，安脏明目，快乐无虑。

Hé huān wèi gān, lì rén xīn zhì, ān zàng míng mù, kuài lè wú lǜ.
He Huan Hua's flavor is sweet, benefits wisdom, calms the viscera and brightens the eyes, the patient will be joyful and without worry.

金樱酸涩，梦遗精滑，禁止遗尿，寸白虫杀。

Jīn yīng suān sè, mèng yí jīng huá, jīn zhǐ yí niào, cùn bái chóng shā.
Jin Ying Zi is sour and astringent, treats dream emission and seminal efflux, restrains urinary incontinence, kills inch white worm disease. [WM: tapeworm][34]

[33] English-Chinese Chinese-English Dictionary of Chinese Medicine p. 650
[34] A Practical Dictionary of Chinese Medicine p. 298

楮实味甘，壮筋明目，益气补虚，阴痿当服。

Chǔ shí wèi gān, zhuàng jīn míng mù, yì qì bǔ xū, yīn wěi dāng fú.

Chu Shi's flavor is sweet, strengthens sinews and brightens the eyes, boosts the qi and supplements vacuity, ought to be taken for impotence.

[Brousonnetiae Fructus/Paper Mulberry Fruit][35]

郁李仁酸，破血润燥，退肿利便，关格通导。

Yù lǐ rén suān, pò xuè rùn zào, tuì zhǒng lì biàn, guān gé tōng dǎo.

Yu Li Ren is sour, breaks blood stasis and moistens dryness, abates swelling and disinhibits the stool, frees and guides out block and repulsion [Urinary stoppage, and continuous vomiting][36]

没食子苦，益血生精，染须最妙，禁痢极灵。

Mò shí zǐ kǔ, yì xuè shēng jīng, rǎn xū zuì miào, jìn lì jí líng.

Mo Shi Zi is bitter, boosts blood and engenders essence, is the most miraculous at dying the beard, restrains dysentery--extremely effective.

[Galla Turcica][37]

[35] English-Chinese Chinese-English Dictionary of Chinese Medicine p. 426
[36] A Practical Dictionary of Chinese Medicine p. 24
[37] Zhong Yi Da Ci Dian p. 1637

空青气寒，治眼通灵，青盲赤肿，去暗回明。

Kōng qīng qì hán, zhì yǎn tōng líng, qīng máng chì zhǒng, qù àn huí míng.

Kong Qing's nature is cold, treats eyes and frees the mind, clear-eyed blindness as well as redness and swelling, eliminates dimness and returns brightness to the eyes.
[Azuritum]38

密陀僧咸，止痢医痔，能除白癜，诸疮可治。

Mì tuó sēng xián, zhǐ lì yī zhì, néng chú bái diàn, zhū chuāng kě zhì.

Mi Tuo Seng is salty, checks dysentery and treats hemorrhoids, can eliminate white patch wind, all sores can be treated.

[白癜风/Bai2 dian4 feng1/White Patch Wind. "White patches on the skin from disharmony of blood when wind evil assails the exterior, causing the interstices to lose their tightness. Symptoms include creamy white macules of varying size clearly distinguishable from the normal skin coloring. Any hair growing in the patches also turns white. Some patches have a brown or pale red papule in the center. Not painful or itchy. This roughly corresponds to Vitiligo in western medicine"]39

伏龙肝温，治疫安胎，呕吐咳逆，下血心烦。

Fú lóng gān wēn, zhì yì ān tāi, ǒutù ké nì, xià xuè xīn fán.

Zao Xin Tu is warm, treats epidemics and calms the fetus, vomiting and counterflow cough, precipitation of blood and heart vexation.
[Terra Flava Usta]

38 Pleco Dictionary Bundle CMT dictionary
39 A Practical Dictionary of Chinese Medicine p. 676

石灰味辛，性烈有毒，辟虫立死，能去瘜肉。

Shí huī wèi xīn, xìng liè yǒu dú, pì chóng lì sǐ, néng qù xī ròu.

Shi Hui's flavor is acrid, its nature is fierce and it has toxicity, repels worms which then die, can eliminate polyps. [limestone/calx][40]

穿山甲毒，痔癖恶疮，吹奶肿痛，通经排脓。

Chuān shān jiǎ dú, zhì pì è chuāng, chuī nǎi zhǒng tòng, tōng jīng pái nóng.

Chuan Shan Jia is toxic, treats hemorrhoids, aggregations and malign sores, mammary welling abscess swelling and pain, frees menstruation and expels pus.
[Manis Squama/Pangolin Scales]

蚯蚓气寒，伤寒温病，大热狂言，投之立应。

Qiū yǐn qì hán, shāng hán wēn bìng, dà rè kuáng yán, tóu zhī lì yīng.

Di Long's nature is cold, treats cold damage warm disease, great fever manic raving, put it in and there is immediate response.[41]

---

[40] English-Chinese Chinese-English Dictionary of Chinese Medicine p. 634
[41] English-Chinese Chinese-English Dictionary of Chinese Medicine p. 598

蜘蛛气寒，狐疝偏痛，虫虺咬涂，疔肿敷用。

Zhī zhū qì hán, hú shàn piān tòng, chóng huī yǎo tū, dīng zhǒng fū yòng.
Zhi Zhu's nature is cold, treats foxy mounting with one-sided pain, spread on for snake and insect bites, apply for swollen clove-sores.
[Araneus Ventricosus][42]

蟾蜍气凉，杀疳蚀癖，瘟疫能治，疮毒可祛。

Chán chú qì liáng, shā gān shí pì, wēn yì néng zhì, chuāng dú kě qū.
Chan Chu's nature is cold, kills gan and erodes aggregations, can treat scourge epidemics, and can dispel sore toxin.
[Bufo Siccus][43]

刺猬皮苦，主医五痔，阴肿疝痛，能开胃气。

Cì wèi pí kǔ, zhǔ yī wǔ zhì, yīn zhǒng shàn tòng, néng kāi wèi qì.
Ci Wei Pi is bitter, masters the five types of hemorrhoids, genital swelling and mounting pain, it can increase food intake.
[Erinacei Pellis/Hedgehog pelt][44]

[42] English-Chinese Chinese-English Dictionary of Chinese Medicine p. 753

[43] English-Chinese Chinese-English Dictionary of Chinese Medicine p. 416

[44] English-Chinese Chinese-English Dictionary of Chinese Medicine p. 430

蛤蚧味咸，肺痿咯血，传尸劳疰，纳气定喘。

Gé jiè wèi xián, fèi wěi kǎ xuè, chuán shī láo zhù, nà qì dìng chuǎn.

Ge Jie's flavor is salty, treats lung wilting with hacking of blood, taxation infixation[45] is especially cured, helps kidneys grasp the qi and calms panting. [infixation is a gradually presenting chronic illness like consumption]

蝼蛄味咸，治十水肿，上下左右，效不旋踵。

Lóu gū wèi xián, zhì shí shuǐ zhǒng, shàng xià zuǒ yòu, xiào bù xuán zhǒng.

Lou Gu's flavor is salty, treats the ten water swellings, above, below, left and right, its effect is evident in a brief moment.
[Gryllotalpa/Mole Cricket][46]

蜗牛味咸，口眼㖞僻，惊痫拘挛，脱肛咸治。

Wō niú wèi xián, kǒu yǎn wāi pì, jīng xián jū luán, tuō gāng xián zhì.

Wo Niu's flavor is salty, treats eye, mouth, and face deviation, fright epilepsy and sinew cramps, rectal prolapse—all of these are treated.
[Eulota/Snail][47]

45 English-Chinese Chinese-English Dictionary of Chinese Medicine p. 763
46 English-Chinese Chinese-English Dictionary of Chinese Medicine p. 551
47 Zhong Yi Da Ci Dian p. 3477

桑螵蛸咸，淋浊精泄，除疝腰疼，虚损莫缺。

Sāng piāo xiāo xián, lín zhuó jīng xiè, chú shàn yāo téng, xū sǔn mò quē.

Sang Piao Xiao is salty, treats strangury-turbidity and seminal discharge, eliminates mounting and lumbar pain—now no more vacuity detriment.

田螺性冷，利大小便，消肿除热，醒酒立见。

Tián luó xìng lěng, lì dá xiǎo biàn, xiāo zhǒng chú rè, xǐng jiǔ lì jiàn.

Tian Luo's nature is cold, disinhibits defecation and urination, disperses swelling and eliminates heat, sobering up is immediately seen.
[Cipangopaladina/Freshwater Snail][48]

象牙气平，杂物刺喉，能痛小便，诸疮可瘳。

Xiàng yá qì píng, zá wù cì hóu, néng tòng xiǎo biàn, zhū chuāng kě chōu.

Xiang Ya's nature is neutral, treats odds and ends pricking the throat, can free urination, all sores can recover.
[Elephantis Dens/Ivory][49]

水蛭味咸，除积瘀坚，通经破血，折伤可痊。

Shuǐ zhì wèi xián, chú jī yū jiān, tōng jīng pò xuè , zhé shāng kě quán.

Shui Zhi's flavor is salty, eliminates accumulations, stasis and hardness, frees menstruation and breaks blood stasis, fracture damage can recover.

[48] English-Chinese Chinese-English Dictionary of Chinese Medicine p. 662
[49] English-Chinese Chinese-English Dictionary of Chinese Medicine p.695

贝子味咸，解肌散结，利水消肿，目翳清洁。

Bèi zǐ wèi xián, jiě jī sàn jié, lì shuǐ xiāo zhǒng, mù yì qīng jié.

Bei Zi's flavor is salty, resolves the flesh and scatters binds, disinhibits water and disperses swelling, "cleans" eye screens.

[Monetariae Concha/Cowrie Shell][50]

蛤蜊肉冷，能止消渴，酒毒堪除，开胃顿豁。

Gé lí ròu lěng, néng zhǐ xiāo kě, jiǔ dú kān chú, kāi wèi dùn huō.

Ge Li Rou is cold, can allay dispersion thirst, it can eliminate alcohol toxin, increases intake--immediately open them.

[Mactrae Caro][51]

海粉味咸，大治顽痰，妇人白带，成能软坚。

Hǎi fěn wèi xián, dà zhì wán tán, fù rén bái dài, chéng néng ruǎn jiān.

Hai Fen's flavor is salty, greatly treats stubborn phlegm, treats women's white vaginal discharge, has the ability to soften hardness.

[Notarchi Filamentum][52]

[50] Pleco Dictionary Bundle CMT dictionary

[51] www.tcmwiki.com

[52] English-Chinese Chinese-English Dictionary of Chinese Medicine p. 486

石蟹味咸，点目肿翳，解蛊胀毒，催生落地。

Shí xiè wèi xián, diǎn mù zhǒng yì, jiě gǔ zhàng dú, cuī shēng luò dì.
Shi Xie's flavor is salty, apply as eye drops for eye swelling and screens, resolves gu distention and toxin, hastens delivery/birth.
[Brachyurae Fossilia][53]

海螵蛸咸，漏下赤白，癥瘕疝气，阴肿可得。

Hǎi piāo shāo xián, lòu xià chì bái, zhēng jiǎ shàn qì, yīn zhǒng kě dé.
Hai Piao Xiao is salty, treats flooding, spotting, and vaginal discharge, concretions, conglomerations and mounting, genital swelling—the result can be obtained.

无名异甘，金疮折损，去瘀止痛，生肌有准。

Wú míng yì gān, jīn chuāng zhé sǔn, qù yū zhǐ tòng, shēng jī yǒu zhǔn.
Wu Ming Yi is sweet, treats metal incised wounds and fracture detriment, eliminates blood stasis and relieves pain, engenders flesh—it is certain to work.
[Pyrolusitum][54]

[53] English-Chinese Chinese-English Dictionary of Chinese Medicine p. 635
[54] Pleco Dictionary Bundle CMT dictionary

青礞石寒，硝煅金色，坠痰消食，奇妙莫测。

Qīng méng shí hán, xiāo duàn jīn sè, zhuì tán xiāo shí, qí miào mò cè.
Qing Meng Shi is cold, calcined in saltpeter to a gold color, downbears phlegm and disperses food stagnation, it is mysterious and unfathomable.
[Chloriti Lapis/Schist][55]

磁石味咸，铁毒能杀，镇惊安神，阳潜气纳。

Cí shí wèi xián, tiě dú néng shā, zhèn jīng ān shén, yáng qián qì nà.
Ci Shi's flavor is salty, its iron toxicity can kill, settles fright and calms the spirit, yang is subdued and qi grasped.

花蕊石寒，善止诸血，金疮血流，产后血涌。

Huā ruǐ shí hán, shàn zhǐ zhū xuè, jīn chuāng xuè liú, chǎn hòu xuè yǒng.
Hua Rui Shi is cold, is good at stanching all bleeding, bleeding from metal incised wounds, post-partum blood ejection.
[Ophicalcitum][56]

代赭石寒，下胎崩带，儿疳泻痢，镇逆定惊。

Dài zhě shí hán, xià tāi bēng dài, ér gān xiè lì, zhèn nì dìng jīng.
Dai Zhe Shi is cold, aborts the fetus and treats flooding and vaginal discharge, childhood gan and diarrhea, settles counterflow and calms fright.

[55] English-Chinese Chinese-English Dictionary of Chinese Medicine p. 593
[56] English-Chinese Chinese-English Dictionary of Chinese Medicine p. 499

黑铅味甘，止呕反胃，瘿瘤虫聚，安神定志。

Hēi qiān wèi gān, zhǐ ǒu fǎn wèi, yǐng liú chóng jù, ān shén dìng zhì.

Hei Qian's flavor is sweet, it checks retching and stomach reflux, treats goiter and worm gatherings, quiets the spirit and calms the mind.
[Minium/graphite][57]

银屑味辛，谵语恍惚，定志养神，镇心明目。

Yín xiè wèi xīn, zhān yǔ huǎng hū, dìng zhì yǎng shén, zhèn xīn míng mù.

Yin Xie's flavor is acrid, treats delirious speech and abstraction, stabilizes the mind and nourishes the spirit, calms the heart and brightens the eyes.
[Silver Chloride][58]

金屑味甘，善解热毒，癫狂惊痫，调和血脉。

Jīn xiè wèi gān, shàn jiě rè dú, diān kuáng jīng xián, tiáo hé xuè mài.

Jin Xie's flavor is sweet, it is good at resolving heat toxin, mania and withdrawal and fright epilepsy, harmonizes blood vessels.
[Gold Flakes][59]

狗脊味甘，酒蒸入剂，腰背膝痛，风寒湿痹。

Gǒu jí wèi gān, jiǔ zhēng rù jì, yāo bèi xī tòng, fēng hán shī bì.

Gou Ji's flavor is sweet, steam with wine and put in a dose, treats lumbus, back and knee pain—wind cold damp impediment.

[57] Pleco Dictionary CMT dictionary
[58] Pleco Dictionary CC dictionary
[59] www.zhongyibaike.com

骨碎补温，折伤骨节，风血积疼，最能破血。

Gǔ suì bǔ wēn, zhé shāng gǔ jié, fēng xuè jī téng, zuì néng pò xuè.

Gu Sui Bu is warm, treats bone and joint fracture damage, wind and blood accumulation pain, it is the best at breaking blood stasis.

茜草味苦，蛊毒吐血，经带崩漏，损伤虚热。

Qiàn cǎo wèi kǔ, gǔ dú tù xuè, jīng dài bēng lòu, sǔn shāng xū rè.

Qia Cao Gen's flavor is bitter, treats gu toxin and vomiting blood, menstrual disorders, vaginal discharge, flooding and leaking, vacuity heat injury detriment.

[in many cases heat in the blood causes bleeding or even dryness leading to stasis][60]

预知子贵，治一切风，痃癖气块，消食杀虫。

Yù zhī zǐ guì, zhì yī qiè fēng, xián pì qì kuài, xiāo shí shā chóng.

Ba Yue Zha is valuable, treats all wind, strings, aggregations and qi lumps, disperses food stagnation and kills worms.

留行子苦，调经催产，除风痹痛，乳痛当啖。

Liú xíng zǐ kǔ, tiáo jīng cuī chǎn, chú fēng bì tòng, rǔ tòng dāng dàn.

Wang Bu Liu Xing's flavor is bitter, regulates menses and hastens delivery, eliminates wind impediment pain, mammary welling abscess—for these it should be tasted.

[60] Chinese Herbal Medicine Materia Medica p. 564

狼毒味辛，破积瘕癥，恶疮鼠瘘，毒杀痛定。

Láng dú wèi xīn, pò jī jiǎ zhēng, è chuāng shǔ lòu, dú shā tòng dìng.

Lang Du's flavor is acrid, breaks accumulations, conglomerations and concretions, malign sores and scrofula, kills parasites by poison, thus relieving pain. [Stellarae seu Euphorbiae Radix]61 [Apparently, accumulations can be from parasites]62

藜芦味辛，最能发吐，肠澼泻痢，杀虫消蛊。

Lí lú wèi xīn, zuì néng fà tǔ, cháng pì xiè lì, shā chóng xiāo gǔ.

Li Lu's flavor is acrid, it is the most able to induce vomiting (of wind phlegm), treats intestinal afflux and diarrhea, kills worms and expels gu. [Veratri Nigri Radix et Rhizoma]63

61 English-Chinese Chinese-English Dictionary of Chinese Medicine p. 540
62 Zhong Yi Da Ci Dian p.2673
63 English-Chinese Chinese-English Dictionary of Chinese Medicine p. 542

蓖麻子辛，吸出滞物，涂顶肠收，涂足胎出。

Bì má zǐ xīn, xī chū zhì wù, tú dǐng cháng shōu, tú zú tāi chū.

Bi Ma Zi is acrid, extracts stagnant substances, apply to the vertex retracts the large intestine, apply to the foot to expel the fetus.

[Ricini Semen/Castor Bean] [64] [Lorraine Wilcox informed me that this medicinal was applied to KI-1 to expel the fetus. If left too long, the intestine would come out, and applying this medicinal to the vertex would cause the intestine to retract.]

荜茇味辛，温中下气，疝癖阴疝，霍乱泻痢。

Bì bá wèi xīn, wēn zhòng xià qì, xián pì yīn shàn, huò luàn xiè lì.

Bi Ba's flavor is acrid, it warms the center and precipitates qi, treats strings and aggregations and yin mounting, treats sudden turmoil diarrhea.

[Yin or Reversal mounting is "characterized by acute pain of the testicles and genitals attributed to cold evil invading the liver channel"][65]

百部味甘，骨蒸劳瘵，杀疳蛔虫，久嗽功大。

Bǎi bù wèi gān, gǔ zhēng láo zhài, shā gān huí chóng, jiǔ sòu gōng dà.

Bai Bu's flavor is sweet, consumptive steaming bone, kills gan and roundworms, enduring cough--it is greatly able to treat all these.

[64] English-Chinese Chinese-English Dictionary of Chinese Medicine p. 406

[65] A Practical Dictionary of Chinese Medicine p. 711

京墨味辛，吐衄下血，产后崩中，止血甚捷。

Jīng mò wèi xīn, tǔ nǜ xià xuè, chǎn hòu bēng zhōng, zhǐ xuè shén jié.
Jing Mo's flavor is acrid, treats blood ejection and spontaneous external bleeding as well as precipitation of blood, postpartum flooding and spotting, stanches bleeding very quickly.
[Pine-soot Ink][66]

黄荆子苦，善治咳逆，骨节寒热，能下肺气。

Huáng jīng zǐ kǔ, shàn zhì ké nì, gǔ jié hán rè, néng xià fèi qì.
Huang Jing Zi is bitter, is good at treating counterflow cough, cold and heat in the joints, it can descend lung qi.
[Viticis Negundinis Fructus][67]

女贞子苦，黑发乌须，强筋壮力，去风补虚。

Nǚ zhēn zǐ kǔ, hēi fǎ wū xū, qiáng jīn zhuàng lì, qù fēng bǔ xū.
Nu Zhen Zi is bitter, it blackens the hair and beard, strengthens the sinews and increases strength, eliminates wind and supplements vacuity.

瓜蒂苦寒，善能吐痰，消身肿胀，并治黄疸。

Guā dì kǔ hán, shàn néng tǔ tán, xiāo shēn zhǒng zhàng, bìng zhì huáng dǎn.
Gua Di is bitter and cold, is good at ejecting phlegm, disperses bodily swelling and distention, also treats jaundice.

[66] www.zhongyibaike.com
[67] English-Chinese Chinese-English Dictionary of Chinese Medicine p. 502

粟壳性涩，泄痢嗽怯，脘腹疼痛，服之即除。

Sù ké xìng sè, xiè lì sòu qiè, wǎn fù téng tòng, fú zhī jí chú.
Ying Su Ke's nature is astringent, discharges diarrhea and nervous cough, pain in the stomach duct and abdomen, take it and the problems will be soon eliminated.

巴豆辛热，除胃寒积，破癥消痰，大能通利。

Bā dòu xīn rè, chú wèi hán jī, pò zhēng xiāo tán, dà néng tōng lì.
Ba Dou is acrid and hot, eliminates stomach cold accumulation, breaks concretions and disperses phlegm, can greatly free and disinhibit.

夜明砂粪，能下死胎，小儿无辜，瘰疬堪栽。

Yè míng shā fèn, néng xià sǐ tāi, xiǎo ér wú gū, luǒ lì kān zāi.
Ye Ming Sha is bat feces, can precipitate a stillborn fetus, children will not be ungrateful[68], can insert for scrofula. [children "not ungrateful" because in other sources, it treats childhood gan]

斑蝥有毒，破血通经，诸疮瘰疬，水道能行。

Bān máo yǒu dú, pò xuè tōng jīng, zhū chuāng luǒ lì, shuǐ dào néng xíng.
Ban Mao is toxic, breaks blood stasis and frees the menses, treats all sores and scrofula, waterways can move.

[68] Mathews' Chinese-English Dictionary p. 514

蚕砂性温，湿痹瘾疹，瘫疯肠鸣，消渴可饮。

Cán shā xìng wēn, shī bì yǐn zhěn, tān fēng cháng míng, xiāo kě kě yǐn.

Can Sha's nature is warm, treats damp impediment and wind dormant papules, paralysis and rumbling intestines, dispersion thirst—can be drunk.

胡黄连苦，治劳骨蒸，小儿疳痢，盗汗虚惊。

Hú huáng lián kǔ, zhì láo gǔ zhēng, xiǎo ér gān lì, dào hàn xū jīng.

Hu Huang Lian is bitter, treats taxation steaming bone, childhood gan with dysentery, night sweating and vacuity fright.

使君甘温，消疳消浊，泻痢诸虫，总能除却。

Shǐ jūn gān wēn, xiāo gān xiāo zhuó, xiè là zhū chóng, zǒng néng chú què.

Shi Jun Zi is sweet and warm, disperses gan and turbidity, treats diarrhea and all worms, in every case these can be eliminated.

赤石脂温，保固胃肠，溃疡生肌，涩精泻痢。

Chì shí zhī wēn, bǎo gù wèi cháng, kuì yáng shēng jī, sè jīng xiè lì.

Chi Shi Zhi is warm, safeguards and secures stomach and intestines, treats ulcers and engenders flesh, astringes essence as well as diarrhea.

青黛咸寒，能平肝木，惊痫疳痢，兼除热毒。

Qīng dài xián hán, néng píng gān mù, jīng xián gān lì, jiān chú rè dú.
Qing Dai is salty and cold, can calm liver wood, treats fright epilepsy and gan with dysentery, simultaneously eliminates heat toxin.

阿胶甘温，止咳脓血，吐血胎漏，虚羸可啜。

Ē jiāo gān wēn, zhǐ ké nóng xuè, tù xuè tāi lòu, xū léi kě chuài.
E Jiao is sweet and warm, suppresses cough with blood and pus, vomiting blood and fetal spotting, marked emaciation from vacuity—can drink.

白矾味酸，化痰解毒，燥湿杀虫，止痒止血。

Bái fán wèi suān, huà tán jiě dú, zào shī shā chóng, zhǐ yǎng zhǐ xiě.
Bai Fan's flavor is sour, it transforms phlegm and resolves toxin, dries dampness and kills worms, relieves itching and stanches bleeding.

五倍苦酸，疗齿疳䘌，痔痈疮脓，兼除风热。

Wǔ bèi kǔ suān, liáo chǐ gān nì, zhì yōng chuāng nóng, jiān chú fēng rè.
Wu Bei Zi is bitter and sour, treats tooth invisible gan worms, hemorrhoids, the pus of welling abscesses, simultaneously eliminates wind heat.

玄明粉辛，能蠲宿垢，化积消痰，诸热可疗。

Xuán míng fěn xīn, néng juān sù, huà jī xiāo tán, zhū rè kě liáo.

Xuan Ming Fen is acrid, can alleviate abiding turbid evils, transforms accumulations and disperses phlegm, can treat all heat.
[Natrii Sulfas Exsiccatus][69]

通草味甘，善治膀胱，消痈散结，能医乳房。

Tōng cǎo wèi gān, shàn zhì páng guāng, xiāo yōng sàn jié, néng yī rǔ fáng.

Tong Cao's flavor is sweet, it is good at treating the bladder, disperses welling abscesses and scatters binds, can treat the breasts.

枸杞甘温，添精补髓，明目祛风，阴兴阳起。

Gǒu qǐ gān wēn, tiān jīng bǔ suǐ, míng mù qū fēng, yīn xìng yáng qǐ.

Gou Qi Zi is sweet and warm, augments essence and supplements the marrow, brightens the eyes and expels wind, revives yin and raises yang.

[69] English-Chinese Chinese-English Dictionary of Chinese Medicine p. 713

黄精味甘，能安脏腑，五劳七伤，此药大补。

Huáng jīng wèi gān, néng ān zàng fǔ, wǔ láo qī shāng, cǐ yào dà bǔ.

Huang Jing's flavor is sweet, it can calm the viscera and bowels, treats the five taxations and seven damages, this medicinal greatly supplements. [seven damages: food damage, worry damage, drink damage, sexual intemperance damage, hunger damage, taxation damage and channel-network and construction-defense damage][70]

何首乌甘，种子添精，黑发悦颜，补血养阴。

Hé shǒu wū gān, zhǒng zǐ tiān jīng, hēi fà yuè yán, bǔ xuè yǎng yīn.

He Shou Wu is sweet, cultivates the seed and augments the essence, blackens the hair and delights the countenance, supplements the blood and nourishes the yin.

五味酸温，生津止渴，久嗽虚劳，金水枯竭。

Wǔ wèi suān wēn, sheng jīn zhǐ kě, jiǔ sòu xū láo, jīn shuǐ kū jié.

Wu Wei Zi is sour and warm, generates liquid and allays thirst, treats enduring cough and vacuity taxation, metal and water are exhausted.

山茱萸温，涩精益髓，肾虚耳鸣，腰膝痛止。

Shān zhū yú wēn, sè jīng yì suǐ, shèn xū ěr míng, yāo xī tòng zhǐ.

Shan Zhu Yu is warm, astringes essence and boosts the marrow, treats kidney vacuity tinnitus, relieves lumbar and knee pain.

[70] A Practical Dictionary of Chinese Medicine p. 526

石斛味甘，却惊定志，壮骨补虚，善驱冷痹。

Shí hú wèi gān, què jīng dìng zhì, zhuàng gǔ bǔ xū, shàn qū lěng bì.

Shi Hu's flavor is sweet, eliminates fright and calms the mind, strengthens the bones and supplements vacuity, is good at expelling cold impediment.

破故纸温，腰膝酸痛，兴阳固精，盐酒炒用。

Pò gù zhǐ wēn, yāo xī suān tòng, xìng yáng gù jīng, yán jiǔ chǎo yòng.

Bu Gu Zhi is warm, treats lumbar and knee aching, revives yang and secures essence, use stir-fried with wine and salt.

薯蓣甘温，理脾止泻，益肾补中，诸虚可治。

Shǔ yù gān wēn, lǐ pí zhǐ xiè, yì shèn bǔ zhōng, zhū xū kě zhì.

Shan Yao[71] is sweet and warm, rectifies the spleen and checks diarrhea, boosts the kidneys and supplements the middle, can treat all types of vacuity.

苁蓉味甘，峻补精血，若骤用之，更动便滑。

Cōng róng wèi gān, jùn bǔ jīng xuè, ruò zhòu yòng zhī, gēng dòng biàn huá.

Rou Cong Rong's flavor is sweet, drastically supplements essence and blood, if used frequently, then there will be efflux of stool.

[71] English-Chinese Chinese-English Dictionary of Chinese Medicine p.643

菟丝甘平，梦遗滑精，腰痛膝冷，添髓壮筋。

Tù sī gān píng, mèng yí huá jīng, yāo tòng xī lěng, tiān suǐ zhuàng jīn.

Tu Si Zi is sweet and neutral, treats dream emission and seminal efflux, lumbar pain and cold knees, augments the marrow and strengthens sinews.

牛膝味苦，除湿痹痿，腰膝酸痛，小便淋沥。

Niú xī wèi kǔ, chú shī bì wěi, yāo xī suān tòng, xiǎo biàn lín lì.

Niu Xi's flavor is bitter, eliminates damp impediment and wilting, aching lumbus and knees, strangury and dribbling urination.

巴戟辛甘，大补虚损，精滑梦遗，强筋固本。

Bā jǐ xīn gān, dà bǔ xū sǔn, jīng huá mèng yí, qiáng jīn gù běn.

Ba Ji Tian is acrid and sweet, greatly supplements vacuity detriment, treats seminal efflux and dream emission, strengthens sinews and secures the root.

仙茅味辛，腰足挛痹，虚损劳伤，阳道兴起。

Xiān máo wèi xīn, yāo zú luán bì, xū sǔn láo shāng, yáng dào xīng qǐ.

Xiang Mao's flavor is acrid, treats lumbar and legs hypertonic impediment, vacuity detriment and taxation damage, arouses the penis.

牡蛎微寒，涩精止汗，崩带胁痛，老痰祛散。

Mǔ lì wēi hán, sè jīng zhǐ hàn, bēng dài xié tòng, lǎo tán qū sàn.

Mu Li is slightly cold, astringes the essence and checks sweating, treats flooding, vaginal discharge and rib-side pain, dispels and scatters old phlegm.

[Old phlegm: "A phlegm pattern arising when fire evil fumes in the upper burner, depressing lung qi and causing fluids to congeal into phlegm that in time becomes gluey. Old phlegm is characterized by phlegm binding in sticky lumps that adhere to the throat and are difficult to cough up or swallow. Other signs include parched body hair, dry pharynx, thirst, cough and hasty panting, and a complexion that is white like the color of withered bones"][72]

楝子苦寒，膀胱疝气，中湿伤寒，利水之剂。

Liàn zǐ kǔ hán, páng guāng shàn qì, zhōng shī shāng hán, lì shuǐ zhī jì.

Chuan Lian Zi is bitter and cold, treats the bladder and mounting, dampness stroke and cold damage, a dose of this medicinal disinhibits water.

萆薢甘苦，风寒湿痹，腰背冷痛，添精益气。

Bì xiè gān kǔ, fēng hán shī bì, yāo bèi lěng tòng, tiān jīng yì qì.

Bi Xie is sweet and bitter, treats wind cold damp impediment, lumbar and back cold pain, augments the essence and boosts the qi.

[72] A Practical Dictionary of Chinese Medicine p. 419

寄生甘苦，腰痛顽麻，续筋坚骨，风湿尤佳。

Jì shēng gān kǔ, yāo tòng wán má, xù jīn jiān gǔ, fēng shī yóu jiā.

Sang Ji Sheng is sweet and bitter, treats lumbar pain and stubborn numbness, joins sinews and strengthens bone, particularly outstanding for wind damp.

续断味辛，接骨续筋，跌扑折损，且固遗精。

Xù duàn wèi xīn, jiē gǔ xù jīn, diē pū zhé sǔn, qiě gù yí jīng.

Xu Duan's flavor is acrid, joins bone and joins sinews, treats trauma and fracture detriment, moreover it secures seminal emission.

龙骨味甘，梦遗精泄，崩带肠痈，惊痫风热。

Lóng gǔ wèi gān, mèng yí jīng xiè, bēng dài cháng yōng, jīng xián fēng rè.

Long Gu's flavor is sweet, treats dream emissions and seminal discharge, flooding, vaginal discharge and intestinal welling abscess, fright epilepsy and wind heat.

人之头发，补阴甚捷，吐衄血晕，风惊痫热。

Rén zhī tóu fà, bǔ yīn shén jié, tǔ nǜ xuè yūn, fēng jīng xián rè.

Human Head Hair supplements yin very quickly, treats blood ejection and spontaneous external bleeding, blood dizziness, wind fright epilepsy febrile seizures.

雀卵气温，善扶阳痿，可致坚强，当能固闭。

Què luǎn qì wēn, shàn fú yáng wěi, kě zhì jiān qiáng, dāng néng gù bì.
Que Luan's nature is warm, it is good at supporting in impotence, it can achieve hardness and strength, it ought to be able to secure and stop such issues.
[Passeris Ovum/Sparrows Egg][73]

鹿茸甘温，益气滋阴，泄精尿血，崩带堪任。
Lù róng gān wēn, yì qì zī yīn, xiè jīng niào xuè, bēng dài kān rèn.
Lu Rong is sweet and warm, boosts qi and enriches yin, treats seminal discharge and bloody urination, flooding and vaginal discharge—it can endure these responsibilities.

鹿角胶温，吐衄虚羸，跌扑伤损，崩带安胎。
Lù jiǎo jiāo wēn, tǔ nǜ xū léi, diē pū shāng sǔn, bēng dài ān tāi.
Lu Jiao Jiao is warm, treats blood ejection and spontaneous external bleeding, vacuity marked emaciation, damage and detriment due to trauma, flooding and vaginal discharge, quiets the fetus.

[73] Pleco Dictionary Bundle CMT dictionary

腽肭脐热，补益元阳，驱邪辟毒，痃癖劳伤。

Wà nà qí rè, bǔyì yuán yáng, qū xié pì dú, xián pì láo
shāng.
Hai Gou Shen is hot, supplements and boosts original yang,
expels evil and repels toxin, treats strings, aggregations and
taxation damage.
[Callorhini seu Phocae Testis et Penis][74]

紫河车甘，疗诸虚损，劳瘵骨蒸，滋陪根本。

Zǐ hé chē gān, liáo zhū xū sǔn, láo zhài gǔ zhēng, zī péi gēn
běn.
Zi He Che is sweet, treats all vacuity detriment, taxation
consumption steaming bone, nourishes and assists the root.

枫香味辛，外科要药，瘙疮瘾疹，齿痛亦可。

Fēng xiāng wèi xīn, wài kē yào yào, sào chuāng yǐn zhěn,
chǐ tòng yì kě.
Feng Xiang Zhi's flavor is acrid, it is an important
medicinal in external medicine, treats scabies, sores and
wind dormant papules, for tooth pain it also can be used.
[Liquidambaris Resina][75]

檀香味辛，开胃进食，霍乱腹痛，理气散寒。

Tán xiāng wèi xīn, kāi wèi jìn shí, huò luàn fù tòng, lǐ qì
sàn hán.
Tan Xiang's flavor is acrid, promotes food intake, treats
sudden turmoil and abdominal pain, rectifies qi and scatters
cold.

[74] English-Chinese Chinese-English Dictionary of Chinese Medicine
p.672
[75] English-Chinese Chinese-English Dictionary of Chinese Medicine p.
463

安息香辛，辟邪驱恶，祛痰消蛊，鬼胎能落。

Ān xí xiāng xīn, pì xié qū è, qū tán xiāo gǔ, guǐ tāi néng luò.

An Xi Xiang is acrid, repels evil and expels the malign, dispels phlegm and disperses gu—ghost fetus can drop.
["Special attention is given to the syndrome known as Ghost Fetus, which was originally explained as the product of human-ghost intercourse but later understood primarily as the result of excessive female emotion."]76
[Benzoinum]

苏合香甘，开窍诛恶，蛊毒痫痉，祛痰解都。

Sū hé xiāng gān, kāi qiào zhū è, gǔ dú xián jìng, qū tán jiě dōu.

Su He Xiang is sweet, opens the orifices, kills the malign, treats gu toxin and tetany, dispels phlegm--all is resolved.

熊胆味苦，热蒸黄疸，恶疮虫痔，五疳惊痫。

Xióng dǎn wèi kǔ, rè zhēng huáng dǎn, è chuāng chóng zhì, wǔ gān jīng xián.

Xiong Dan's flavor is bitter, treats heat steaming upward to become jaundice, malign sores, worms and hemorrhoids, the five gan, and fright epilepsy.
[Ursi Fel/Bear Gallbladder]

76 Y.L. Wu "Ghost Fetuses, False Pregnancies, and the Parameters of Medical Uncertainty in Classical Chinese Gynecology"

硇砂有毒，溃疽烂肉，除翳生肌，破癥消毒。

Náo shā yǒu dú, kuì jū làn ròu, chú yì shēng jī, pò zhēng xiāo dú.

Nao Sha is toxic, opens flat abscesses and rotting flesh, eliminates eye screens and engenders flesh, breaks concretions and disperses toxin.
[Sal Ammoniacum][77]

硼砂味辛，疗喉肿痛，膈上热痰，噙化立中。

Péng shā wèi xīn, liáo hóu zhǒng tòng, gé shàng rè tán, qín huà lì zhōng.

Peng Sha's flavor is acrid, treats sore swollen throat, hot phlegm above the diaphragm--dissolve in the mouth immediately.
[Borax][78]

朱砂味甘，镇心养神，惊痫癫狂，眠安目明。

Zhū shā wèi gān, zhèn xīn yǎng shén, jīng xián diān kuáng, mián ān mù míng.

Zhu Sha's flavor is sweet, settles the heart and nourishes the spirit, treats fright epilepsy and mania and withdrawal, quiets sleep and brightens the eyes. [Cinnabaris][79]

[77] English-Chinese Chinese-English Dictionary of Chinese Medicine p. 569

[78] English-Chinese Chinese-English Dictionary of Chinese Medicine p. 577

[79] English-Chinese Chinese-English Dictionary of Chinese Medicine p. 759

硫黄性热，扫除疥疮，壮阳逐冷，寒邪敢当。

Liú huáng xìng rè, sǎo chú jiè chuāng, zhuàng yáng zhú
lěng, hán xié gǎn dāng.

Liu Huang's nature is hot, sweeps and eliminates scabies,
invigorates yang and expels cold, cold evil –it dares to treat
these.

龙脑味辛，目痛头痹，狂躁妄语，真为良剂。

Lóng nǎo wèi xīn, mù tòng tóu bì, kuáng zào wàng yǔ,
zhēn wéi liáng jì.

Bing Pian's flavor is acrid, treats eye pain and head
impediment, manic agitation and raving, truly is a good
medicinal.
[Borneolum][80]

芦荟气寒，杀虫消疳，癫痫惊搐，服之立安。

Lú huì qì hán, shā chóng xiāo gān, diān xián jīng chù, fú
zhī lì ān.

Lu Hui's nature is cold, kills worms and disperses gan,
treats epilepsy and fright convulsions, take it all is
immediately be calmed.
[Aloe]

天竺黄甘，急慢惊风，镇心解毒，化痰有功。

Tiān zhú huáng gān, jí màn jīng fēng, zhèn xīn jiě dú, huà
tán yǒu gōng.

Tian Zhu Huang is sweet, treats acute or chronic fright
wind, settles the heart and resolves toxin, transforms
phlegm—it performs this meritorious service.

[80] English-Chinese Chinese-English Dictionary of Chinese Medicine p.
550

麝香辛温，善通关窍，活血安惊，解毒甚妙。

Shè xiāng xīn wēn, shàn tōng guān qiào, huó xuè ān jīng,
jiě dú shén miào.
She Xiang is acrid and warm, is good at opening the
orifices, quickens the blood and calms fright, resolves
toxin—it is extremely miraculous.

乳香辛苦，疗诸恶疮，生肌止痛，心腹尤良。

Rǔ xiāng xīn kǔ, liáo zhū è chuāng, shēng jī zhǐ tòng, xīn fù
yóu liáng.
Ru Xiang is acrid and bitter, treats all malign sores,
engenders flesh and relieves pain, particularly good at
issues with heart and abdomen.

没药温平，治疮止痛，跌打损伤，破血通用。

Mò yào wēn píng, zhì chuāng zhǐ tòng, diē dǎ sǔn shāng,
pò xiě tōng yòng.
Mo Yao is warm/neutral, treats sores and relieves pain,
treats damage and detriment from trauma, commonly used
to break blood stasis.

阿魏性温，除癥破结，辟恶杀虫，传尸可灭。

È wèi xìng wēn, chú zhēng pò jié, pì è shā chóng, chuán
shī kě miè.
E Wei's nature is warm, eliminates concretions and breaks
binds, repels the malign and kills worms, can extinguish
consumption.
[Asafoetida][81]

[81] English-Chinese Chinese-English Dictionary of Chinese Medicine p.
451

水银性寒，治疗杀虫，断绝胎孕，催生立通。

Shuǐ yín xìng hán, zhì jiè shā chóng, duàn jué tāi yùn, cuī shēng lì tōng.
Shui Yin's nature is cold, treats scabies and kills worms, terminates pregnancy, hastens delivery—immediately frees. [Mercury]

轻粉性燥，外科要药，杨梅诸疮，杀虫可托。

Qīng fěn xìng zào, wài kē yào yào, yáng méi zhū chuāng, shā chóng kě tuō.
Qing Fen's nature is dry, it is an important medicinal in external medicine, treats all syphilitic sores, kills worms and can draw sores.

灵砂性温，血脉能通，止烦辟邪，虚人忌用。

Líng shā xìng wēn, xuè mài néng tōng, zhǐ fán bì xié, xū rén jì yòng.
Ling Sha's nature is warm, can free blood vessels, relieves vexation and repels evil, dread using this with vacuity patients.
[Artificial Zhu Sha][82]

砒霜大毒，风痰可吐，截疟除哮，能消沉痼。

Pī shuāng dà dú, fēng tán kě tǔ, jié nüè chú xiāo, néng xiāo chén gù.
Pi Shuang is greatly toxic, can eject wind phlegm, interrupts malaria and eliminates wheezing, can disperse profoundly intractable disease.
[Arsenicum Sublimatum][83]

雄黄甘辛，辟邪解毒，更治蛇虺，喉风瘜肉。

[82] Zhong Yao Da Ci Dian p.1653
[83] English-Chinese Chinese-English Dictionary of Chinese Medicine p. 578

Xióng huáng gān xīn, pì xié jiě dú, gèng zhì shé huī, hóu fēng xī ròu.
Xiong Huang is sweet and acrid, repels evil and resolves toxin, moreover, treats snake bites, throat wind and polyps.

珍珠气寒，镇惊除痫，开聋磨翳，止渴坠痰。

Zhēn zhū qì hán, zhèn jīng chú xián, kāi lóng mó yì, zhǐ kě zhuì tán.
Zhen Zhu's nature is cold, settles fright and eliminates epilepsy, opens deafness and grinds away eye screens, allays thirst and downbears phlegm.

牛黄味苦，大除风痰，清热解毒，惊痫灵丹。

Niú huáng wèi kǔ, dà chú fēng tán, qīng rè jiě dú, jīng xián líng dān.
Niu Huang's flavor is bitter, strongly eliminates wind phlegm, clears heat and resolves toxin, a miraculous medicinal for treating fright epilepsy.

琥珀味甘，镇惊安神，破瘀消癥，利水通淋。

Hǔ pò wèi gān, zhèn jīng ān shén, pò yū xiāo zhēng, lì shuǐ tōng lín.
Hu Po's flavor is sweet, settles fright and calms the spirit, breaks blood stasis and disperses concretions, disinhibits water and frees strangury.

血竭味咸，跌扑伤损，恶毒疮痈，破血有准。

Xuè jié wèi xián, diē pū shāng sǔn, è dú chuāng yōng, pò xuè yǒu zhǔn.
Xue Jie's flavor is salty, treats damage and detriment from trauma, malign sore toxin and welling abscesses, breaks blood stasis—it hits the mark.

石钟乳甘，气乃剽悍，益气固精，明目延寿。

Shí zhōng rǔ gān, qì nǎi piāo hàn, yì qì gù jīng, míng mù yán shòu.

Shi Zhong Ru is sweet, its qi is swift and fierce, boosts the qi and secures essence, brightens the eyes and prolongs life. [Stalactitum][84]

阳起石甘，肾气乏绝，阴痿不起，其效甚捷。

Yáng qǐ shí gān, shèn qì fá jué, yīn wěi bù qǐ, qí xiào shèn jié.

Yang Qi Shi is sweet, treats kidney qi on the verge of expiry, treats impotence—its effect is very quick. [Actinolitum][85]

桑葚子甘，解金石燥，清除热渴，染须发皓。

Sāng shèn zǐ gān, jiě jīn shí zào, qīng chú rè kě, rǎn xū fà hào.

Sang Shen is sweet, resolves dryness from minerallic medicinals, clears and eliminates heat thirst, dyes white hair and beard black again. [the remark about dryness from other medicines was suggested as a possibility by Lorraine Wilcox]

蒲公英苦，溃坚消肿，结核能除，食毒堪用。

Pú gōng yīng kǔ, kuì jiān xiāo zhǒng, jié hé néng chú, shí dú kān yòng.

Pu Gong Ying is bitter, opens hardened sores and disperses swelling, can eliminate nodes, usable for food toxin.

[84] English-Chinese Chinese-English Dictionary of Chinese Medicine p. 635

[85] English-Chinese Chinese-English Dictionary of Chinese Medicine p. 722

石韦味苦，通利膀胱，遗尿或淋，发背疮疡。

Shí wéi wèi kǔ, tōng lì páng guāng, yí niào huò lín, fā bèi chuāng yáng.

Shi Wei's flavor is bitter, disinhibits the bladder, treats urinary incontinence or strangury, sores from effusion of the back. [Effusion of the back: "headed flat abscess of the back, usually on the governing vessel or bladder channel attributable to stagnation in the channels and blockage of qi and blood stemming either from fire toxin brewing internally or exuberant yin vacuity fire."][86]
[Pyrrhosia Folium][87]

萹蓄味苦，疥瘙疽痔，小儿蛔虫，女人阴蚀。

Biǎn xù wèi kǔ, jiè sào jū zhì, xiǎo ér huí chóng, nǚ rén yīn shí.

Bian Xu's flavor is bitter, treats scabies, itching flat-headed abscesses as well as hemorrhoids, childhood roundworms, genital erosion in women.

赤箭味苦，原号定风，杀蛊解毒，除疝疗痈。

Chì jiàn wèi kǔ, yuán hào dìng fēng, shā gǔ jiě dú, chú shàn liáo yōng.

Tian Ma's flavor is bitter, the unprocessed type stabilizes wind, kills gu and resolves toxin, eliminates mounting and treats welling abscesses.
[Gastrodiae Rhizoma][88]

[86] A Practical Dictionary of Chinese Medicine p. 168
[87] English-Chinese Chinese-English Dictionary of Chinese Medicine p. 635
[88] English-Chinese Chinese English Dictionary of Chinese Medicine p. 423

鸡内金寒，溺遗精泄，禁痢崩漏，更除烦热。

Jī nèi jīn hán, nì yí jīng xiè, jìn lì bēng lòu, gèng chú fán rè.
Ji Nei Jin is cold, treats incontinence of urine and seminal discharge, restrains dysentery, flooding and leaking, further eliminates heat vexation.

鳗鲡鱼甘，劳瘵杀虫，痔漏疮疹，崩疾有功。

Mán lí yú gān, láo zhài shā chóng, zhì lòu chuāng zhěn, bēng jí yǒu gōng.
Man Li Yu is sweet, treats taxation consumption and kills worms, hemorrhoids and fistulas, sores and rashes, treats flooding—it performs this meritorious service.
[Anguillae/Eel][89]

螃蟹味甘，散血解结，益气养筋，除胸烦热。

Páng xiè wèi gān, sàn xuè jiè jié, yì qì yǎng jīn, chú xiōng fán rè.
Pang Xie's flavor is sweet, dispersing blood and resolves binds, boosts qi and nourishes sinews, eliminates heat vexation in the chest.
[Eriocheiris Caro][90]

马肉味辛，堪强腰脊，自死老死，并弃勿食。

Mǎ ròu wèi xīn, kān qiáng yào jǐ, zì sǐ lǎosǐ, bìng qì wù shí.
Ma Rou's flavor is acrid, it is suitable for strengthening the lumbar spine, if it dies spontaneously or of old age, then definitely throw it away and don't eat it.
[Equi Caro/Horse Meat][91]

[89] Pleco Dictionary Bundle CMT dictionary
[90] www.tcmwiki.com
[91] Pleco Dictionary Bundle CMT dictionary

白鸽肉平，解诸药毒，能除疥疮，味胜猪肉。

Bái gē ròu píng, jiě zhū yào dú, néng chú jiè chuāng, wèi shèng zhūròu.
Bai Ge's Rou is neutral, resolves all herb toxicity, can eliminate scabies, the flavor surpasses pork.
[Squab/Dove][92]

兔肉味辛，补中益气， 止渴健脾，解热疗痹。

Tù ròu wèi xīn, bǔ zhōng yì qì, zhǐ kě jiàn pí, jiě rè liáo bì.
Tu Rou's flavor is acrid, supplements the middle and boosts the qi, allays thirst and fortifies the spleen, resolves heat and treats impediment.
[Leporis seu Cuniculi Caro/Hare or Rabbit meat][93]

牛肉属土，补脾胃弱，乳养虚羸，善滋 血涸。

Niu Rou belongs to earth, supplements weak spleen and stomach, the milk nourishes vacuity emaciation, good at enriching blood dryness.
[Beef]

猪肉味甘，量食补虚，动风痰物，多食虚肥。

Zhū ròu wèi gān, liàng shí bǔ xū, dòng fēng tán wù, duō shí xū féi.
Zhu Rou's flavor is sweet, eating limited amounts supplements vacuity, stirs wind phlegm (in people more vulnerable to interior wind), eating a lot causes vacuity and obesity.
[Pork]

92 Pleco Dictionary Bundle CCY dictionary
93 Pleco Dictionary Bundle CMT dictionary

羊肉味甘，专补虚羸，开胃补肾，不致阳痿。

Yáng ròu wèi gān, zhuān bǔ xū léi, kāi wèi bǔ shèn, bùzhì yang wěi.
Yang Rou's flavor is sweet, especially supplements vacuity emaciation, increases food intake and supplements the kidneys, will not cause impotence.
[Goat/Mutton]

雄鸡味甘，动风助火，补虚温中，血漏亦可。

Xióng jī wèi gān, dòng fēng zhù huǒ, bǔ xū wēn zhōng, xuè lòu yì kě.
Xiong Ji's flavor is sweet, stirs wind and assists the yang's fire, supplements vacuity and warms the middle burner, can also treat leaking blood.
[Gallus Masculinus/Rooster Meat][94]

鸭肉散寒，补虚劳怯，消水肿胀，退惊痫热。

Yā ròu sàn hán, bǔ xū láo qiè, xiāo shuǐ zhǒng zhàng, tuì jīng xián rè.
Ya Rou scatters cold, supplements vacuity and taxation timidity, disperses water swelling, abates fright epilepsy febrile seizures.
[Duck Meat][95]

[94] Pleco Dictionary Bundle CMT dictionary
[95] Pleco Dictionary Bundle ABC dictionary

鲤鱼味甘，消水肿满，下气安胎，其功不缓。

Lǐ yú wèi gān, xiāo shuǐ zhǒng mǎn, xià qì ān tāi, qí gōng bù huǎn.

Li Yu's flavor is sweet, disperses water swelling fullness, precipitates qi and quiets the fetus, its ability is not moderate. [Carpionis Caro/Carp Meat][96]

鲫鱼味甘，和中补虚，理胃进食，肠澼泻痢。

Jì yú wèi gān, hé zhōng bǔ xū, lǐ wèi jìn shí, cháng pì xiè lì.

Ji Yu's flavor is sweet, harmonizes the center and supplements vacuity, rectifies the stomach and promotes food intake, treats intestinal afflux and diarrhea. [Carassii Aurati Caro/Crucian Carp Meat][97]

驴肉微寒，安心解烦，能发固疾，以动风淫。

Lǘ ròu wēi hán, ān xīn jiě fán, néng fā gù jí, yǐ dòng fēng yín.

Lu Rou is slightly cold, quiets the heart and resolves vexation, can effuse chronic/obstinate illness by means of stirring wind excess.
[Asini Caro][98]

鳝鱼味甘，益智补中，能祛狐臭，善散湿风。

Shàn yú wèi gān, yì zhì bǔ zhōng, néng qū hú chòu, shàn sàn shī fēng.

Shan Yu 's flavor is sweet, sharpens the wits and supplements the middle, can expel foxy odor, is good at scattering dampness and wind.
[Monopteri Caro/mud eel][99]

[96] Pleco Dictionary Bundle CMT dictionary
[97] Pleco Dictionary Bundle CMT dictionary
[98] Pleco Dictionary Bundle CMT dictionary
[99] Pleco Dictionary Bundle CMT dictionary

白鹅肉甘，大补脏腑，最发疮毒，痼疾勿与。

Bái é ròu gān, dà bǔ zàng fǔ, zuì fā chuāng dú, gù jí wù yǔ.
Bai E Rou is sweet, it greatly supplements the bowels and viscera, best at effusing sore toxin, don't give in chronic/intractable disease.
[Anser Cygnoides Domestica Brisson/Goose Meat][100]

犬肉性温，益气壮阳，炙食作渴，阴虚禁尝。

Quǎn ròu xìng wēn, yì qì zhuàng yáng, zhì shí zuò kě, yīn xū jìn cháng.
Quan Rou's nature is warm, boosts qi and invigorates yang, eating the roasted form causes thirst, contraindicated to try in yin vacuity.
[Dog Meat]

鳖肉性冷，凉血补阴，癥瘕勿食，孕妇勿侵。

Biē ròu xìng lěng, liáng xuè bǔ yīn, zhēng jiǎ wù shí, yùn fù wù qīn.
Bie Rou's nature is cold, cools the blood and supplements yin, do not eat in concretions and conglomerations, pregnant women should not partake.
[Trionycis Caro/Turtle Meat]

芡实味甘，能益精气，腰膝酸痛，固涩止遗。

Qiàn shí wèi gān, néng yì jīng qì, yāo xī suān tòng, gù sè zhǐ yí.
Qian Shi's flavor is sweet, it can boost essential qi, treats lumbus and knee aching, secures and astringes—checking emission or enuresis.

---

[100] Zhong Yi Da Ci Dian p. 3353

石莲子苦，疗噤口痢，白浊遗精，清心良剂。

Shí lián zǐ kǔ, liáo jìn kǒu lì, bái zhuó yí jīng, qīng xīn liáng jì.

Shi Lian Zi is bitter, treats food-denying dysentery [characterized by poor appetite and vomiting anything ingested], white turbidity and seminal emission, clears the heart—it is a good medicinal. [white turbidity can be murky white urine, or white urethral discharge like gonorrhea][101]
[Nelumbinis Fructus][102]

藕味甘甜，解酒清热，消烦逐瘀，止吐衄血。

Ǒu wèi gān tián, jiě jiǔ qīng rè, xiāo fán zhú yū, zhǐ tǔ nù xuè.

Lian Ou's flavor is sweet, resolves the effects of liquor and clears heat, disperses vexation and expels blood stasis, checks blood ejection and spontaneous external bleeding. [Nelumbinis Rhizoma][103]

龙眼味甘，归脾益智，健忘怔忡，聪明广记。

Lóng yǎn wèi gān, guī pí yì zhì, jiàn wàng zhēng chōng, cōng míng guǎng jì.

Long Yan Rou's flavor is sweet, returns the spleen and sharpens the wits, fortifies forgetfulness and treats fearful throbbing, increases intelligence and broadens the memory.

---

[101] A Practical Dictionary of Chinese Medicine p. 677
[102] English-Chinese Chinese-English Dictionary of Chinese Medicine p. 634
[103] English-Chinese Chinese-English Dictionary of Chinese Medicine p. 545

莲须味甘，益肾乌须，涩精固髓，悦颜补虚。

Lián xū wèi gān, yì shèn wū xū, sè jīng gù suǐ, yuè yán bǔ xū.

Lian Xu's flavor is sweet, boosts the kidney and blackens the beard, astringes essence and secures marrow, pleases the countenance and supplements vacuity. [Nelumbinis Stamen][104]

柿子性寒，能润心肺，止渴化痰，涩肠禁痢。

Shì zǐ xìng hán, néng rùn xīn fèi, zhǐ kě huà tán, sè cháng jìn lì.

Shi Zi's nature is cold, can moisten the lungs and heart, allays thirst and transforms phlegm, astringes the intestines and restrains dysentery.
[Kaki Fructus/Persimmon][105]

石榴皮酸，能禁精漏，止痢涩肠，染须尤妙。

Shí liú pí suān, néng jìn jīng lòu, zhǐ lì sè cháng, rǎn xū yóu miào.

Shi Liu Pi is sour, can restrain leaking essence, checks dysentery and astringes the intestines, dyes the beard—it's outstanding and miraculous.
[Granati Pericarpium/Pomegranate Rind][106]

---

[104] Pleco Dictionary Bundle CMT dictionary
[105] Pleco Dictionary Bundle CMT dictionary
[106] Pleco Dictionary Bundle CMT dictionary

陈仓谷米，调和脾胃，解渴除烦，能止泻痢。

Chén cāng gǔ mǐ, tiáo hé pí wèi, jiě kě chú fán, néng zhǐ xiè lì.

Chen Cang Mi harmonizes spleen and stomach, allays thirst and eliminates vexation, can check diarrhea.
[Oryzae Semen Vetum/Old Rice][107]

莱菔子辛，喘咳下气，倒壁冲墙，胀满消去。

Lái fú zǐ xīn, chuǎn ké xià qì, dào bì chōng qiáng, zhàng mǎn xiāo qù.

Lai Fu Zi is acrid, treats panting and cough by descending qi, overturns and crashes the walls, eliminates distention and fullness. [crashing the walls is presumably a metaphor for its function to overcome food stagnation]

芥菜味辛，除邪通鼻，能利九窍，多食通气。

Jiè cài wèi xīn, chú xié tōng bí, néng lì jiǔ qiào, duō shí tōng qì.

Jie Cai's flavor is acrid, eliminates evil and frees the nose, can disinhibit the nine orifices, eating a lot frees qi.
[Sinapis Folium/Mustard Leaf][108]

浆水味酸，酷热当茶，除烦消食，泻痢堪夸。

Jiāng shuǐ wèi suān, kù rè dāng chá, chú fán xiāo shí, xiè lì kān kuā.

Jiang Shui's flavor is sour, in oppressive heat it can serve as tea, eliminates vexation and disperses food stagnation, treats diarrhe--for these it can be praised.
[Setariae Praeparatum Liquidum/Sour Millet Water][109]

---

[107] Pleco Dictionary Bundle CMT dictionary
[108] Pleco Dictionary Bundle CMT dictionary
[109] Pleco Dictionary Bundle CMT dictionary

沙糖味甘，润肺和中，多食损齿，湿热生虫。

Shā táng wèi gān, rùn fèi hé zhōng, duō shí sǔn chǐ, shī rè shēng chóng.

Sha Tang's flavor is sweet, it moistens the lungs and harmonizes the center, eating a lot damages the teeth, in damp heat it engenders worms.

[Saccharon Granulatum/Granulated Sugar][110]

饴糖味甘，和脾润肺，止渴消痰，中满休食。

Yí táng wèi gān, hé pí rùn fèi, zhǐ kě xiāo tán, zhōng mǎn xiū shí.

Yi Tang's flavor is sweet, harmonizes the spleen and moistens the lung, allays thirst and disperses phlegm, stop eating in center fullness.

[Maltosum/malt sugar][111]

麻油性冷，善解诸毒，通便消痈，蛔痛可服。

Má yóu xìng lěng, shàn jiě zhū dú, tōng biàn xiāo yōng, huí tòng kě fú.

Ma You's nature is cold, it's good at resolving all toxin, frees the stool and disperses welling abscesses, roundworm pain—it may be taken for these.

[Sesame Oleum/Sesame Oil][112]

---

[110] Pleco Dictionary Bundle PLC dictionary
[111] Pleco Dictionary Bundle PD dictionary
[112] English-Chinese Chinese-English Dictionary of Chinese Medicine p. 555

白果甘苦，喘嗽白浊，点茶压酒，不可多嚼。

Bái guǒ gān kǔ, chuǎn sòu bái zhuó, diǎn chá yā jiǔ, bù kě duō jiáo.

Bai Guo is sweet and bitter, treats panting and cough and white turbidity, make tea or make wine with it, don't chew a lot.
[Ginkgo Semen][113]

胡桃肉甘，补肾黑发，多食生痰，动气之物。

Hú táo ròu gān, bǔ shèn hēi fà, duō shí shēng tán, dòng qì zhī wù.

Hu Tao Ren is sweet, supplements kidneys and blackens the hair, eating a lot of it engenders phlegm, it moves the qi.

梨味甘酸，解酒除渴，止嗽消痰，善驱烦热。

Lí wèi gān suān, jiě jiǔ chú kě, zhǐ sòu xiāo tán, shàn qū fán rè.

Li's flavor is sweet and sour, it resolves the effects of liquor and eliminates thirst, relieves cough and disperses phlegm, good at expelling heat vexation.
[Pyri Fructus/Pear][114]

榧实味甘，主疗五痔，蛊毒三虫，不可多食。

Fěi shí wèi gān, zhǔ liáo wǔ zhì, gǔ dú sān chóng, bù kě duō shí.

Fei Zi's flavor is sweet, masters the five types of hemorrhoids, gu toxin and the three worm diseases, do not eat a lot of this. [Torreyae Semen][115]

[113] Pleco Dictionary Bundle PD dictionary
[114] Pleco Dictionary Bundle CMT dictionary
[115] English-Chinese Chinese-English Dictionary of Chinese Medicine p. 457

竹茹止呕，能除寒热，胃热咳嗽，不寐安歇。

Zhú rú zhǐ ǒu, néng chú hán rè, wèi rè ké huì, bù mèi ān xiē.

Zhu Ru checks retching, can eliminate aversion to cold and effusion of heat, stomach heat coughing or hiccups, those suffering from insomnia can rest.

竹叶味甘，退热安眠，化痰定喘，止渴消烦。

Zhú yè wèi gān, tuì rè ān mián, huà tán dìng chuǎn, zhǐ kě xiāo fán.

Zhu Ye's flavor is sweet, abates heat and quiets sleep, transforms phlegm and calms panting, allays thirst and disperses vexation.

竹沥味甘，阴虚痰火，汗热渴烦，效如开锁。

Zhú lì wèi gān, yīn xū tán huǒ, hàn rè kě fán, xiào rú kāi suǒ.

Zhu Li's flavor is sweet, treats yin vacuity phlegm fire, sweating, heat, thirst, or vexation, the effect is like opening a lock.

莱菔根甘，下气消谷，痰癖咳嗽，兼解面毒。

Lái fú gēn gān, xià qì xiāo gǔ, tán pì ké sòu, jiān jiě miàn dú.

Lai Fu Gen is sweet, precipitates qi and disperses grain stagnation, treats phlegm aggregation cough, simultaneously resolves toxic sores on the skin.

灯草味甘，运利小便，癃闭成淋，湿肿为宜。

Dēng cǎo wèi gān, yùn lì xiǎo biàn, lóng bì chéng lín, shī zhǒng wéi yí.
Deng Xin Cao's flavor is sweet, moves and disinhibits urination, treats dribbling urination becoming strangury, damp swelling-it's suitable for all these.

艾叶温平，除湿散寒，漏血安胎，心痛即安。

Ài yè wēn píng, chú shī sàn hán, lòu xuè ān tāi, xīn tòng jí ān.
Ai Yi is warm/neutral, eliminates dampness and scatters cold, treats spotting blood and calms the fetus, heart pain—at once these will be calm.

绿豆气寒，能解百毒，止渴除烦，诸热可服。

Lü4 dou1 qi4 han2, neng2 jie3 bai3 du2, zhi3 ke3 chu2 fan2, zhu1 re4 ke3 fu2.
Lü Dou's nature is cold, can resolve the hundred toxins, allays thirst and eliminates vexation, for all heat-It may be taken. [Phaseoli Aurei Semen/Mung Bean][116]

川椒辛热，祛邪逐寒，明目杀虫，温而不猛。

Chuān jiāo xīn rè, qū xié zhú hán, míng mù shā chóng, wēn ér bù měng.
Chuan Jiao is acrid and hot, dispels evil and expels cold, brightens the eyes and kills worms, it's warm and yet not fierce.

[116] English-Chinese Chinese-English Dictionary of Chinese Medicine p. 553

胡椒味辛，心腹冷痛，下气温中，跌扑堪用。

Hú jiāo wèi xīn, xīn fù lěng tòng, xià qì wēn zhōng, diē pū
kān yòng.
Hu Jiao's flavor is acrid, it treats cold pain of the heart and
abdomen, precipitates qi and warms the center, it can be
used for trauma.

石蜜甘平，入药炼熟，益气补中，润燥解毒。

Shí mì gān píng, rù yào liàn shú, yì qì bǔ zhōng, rùn zào jiě
dú.
Feng Mi is sweet and neutral, to use it as medicine, heat it
up, it boosts qi and supplements the center, moistens
dryness and resolves toxin.
[Mel/Honey]117

马齿苋寒，青盲白翳，利便杀虫，癥痈咸治。

Mǎ chǐ xiàn hán, qīng máng bái yì, lì biàn shā chóng, zhēng
yōng xián zhì.
Ma Chi Xian is cold, treats clear eyed blindness and slight
corneal opacity, disinhibits urination and kills worms,
concretions and welling abscesses, all of these may be
treated.

葱白辛温，发表出汗，伤寒头痛，肿痈皆散。

Cōng bái xīn wēn, fā biǎo chū hàn, shāng hán tóu tòng,
zhǒng yōng jiē sàn.
Cong Bai is acrid and warm, effuses the exterior and
promotes sweating, treats cold-damage headache, swellings
and welling abscesses are all scattered.

117 English-Chinese Chinese-English Dictionary of Chinese Medicine
p. 635

胡荽味辛，上止头痛，内消谷食，痘疹发生。

Hú suī wèi xīn, shàng zhǐ tóu tòng, nèi xiāo gǔ shí, dòu zhěn fā shēng.
Hu Sui's flavor is acrid, above, it relieves headache, disperses food stagnated in the interior, treats pox and papule breakouts.
[Coriandri Herba/Coriander][118]

韭味辛温，祛除胃寒，汁清血淤，子医梦泄。

Jiǔ wèi xīn wēn, qū chú wèi hán, zhī qīng xuè yū, zǐ yī mèng xiè.
Jiu Cai is acrid and warm, dispels stomach cold, the juice clears blood stasis, the seed treats dream seminal discharge.
[Allii Tuberosi Folium/Chinese Leek Leaf][119]

大蒜辛温，化肉消谷，解毒散痈，多用伤目。

Dà suàn xīn wēn, huà ròu xiāo gǔ, jiě dú sàn yōng, duō yòng shāng mù.
Da Suan is acrid and warm, transforms meat stagnation and disperses grain stagnation, resolves toxin and scatters welling abscesses, using it a lot damages the eyes.
[Allii Sativi Bulbus/Garlic bulb]
[When discussing using garlic, in **Fundamentals of Chinese Medicine**, it says that "it easily causes redness, burning, and blistering of the skin, so it should not be applied for too long. It is contraindicated for use in enemas during pregnancy. It is not suitable for conditions of yin vacuity and effulgent fire, nor for diseases of the eyes, tongue, throat, mouth, and teeth."][120]

食盐味咸，能吐中痰，心腹卒痛，过多损颜。

---

[118] English-Chinese Chinese-English Dictionary of Chinese Medicine p. 497
[119] Pleco Dictionary Bundle CMT dictionary
[120] Fundamentals of Chinese Medicine p. 355

Shí yán wèi xián, néng tǔ zhōng tán, xīn fù cù tòng, guò
duō sǔn yán.
Shi Yan's flavor is salty, it can eject center phlegm, heart
and abdomen sudden pain, too much causes detriment to
the countenance.
[Sal/Salt][121]

[Center Phlegm: "旧城人的心神受痰的影响导致昏厥为
/old way of referring to people's heart-spirit receiving
phlegm's influence causing fainting"][122]

茶茗性苦，热渴能济，上清头目，下消食气。
Chá míng xìng kǔ, rè kě néng jì, shàng qīng tóu mù, xià
xiāo shí qì.
Cha Ming's nature is bitter, can relieve heat thirst, above-it
clears the head and eyes, below, it disperses food
stagnation.
[Theae Folium/Young Tea Leaves][123]

酒性辛温，活血祛风，寒湿痹痛，通络堪用。
Jiǔ xìng xīn wēn, huó xuè qū fēng, hán shī bì tòng, tōng luò
kān yòng.
Jiu's nature is acrid and warm, it quickens the blood and
dispels wind, treats cold-damp impediment pain, frees the
collaterals-usable for all of these.
[Chinese wine]

121 Pleco Dictionary Bundle CMT dictionary
122 Pleco Dictionary Bundle MOE dictionary
123 English-Chinese Chinese English Dictionary of Chinese Medicine p.
415

醋消肿毒，积瘕可去，产后金疮，血晕皆用。

Cù xiāo zhǒng dú, jī jiǎ kě qù, chǎn hòu jīn chuāng, xuè yùn jiē yòng.

Cu dispels toxic swellings, accumulations and conglomerations can be eliminated, treats post-partum incised wounds, bruising-useful for all these.
[Acetum/Vinegar]124

乌梅味酸，除烦解渴，霍疟泻痢，止嗽劳热。

Wū méi wèi suān, chú fán jiě kě, huò nüè xiè lì, zhǐ sòu láo rè.

Wu Mei's flavor is sour, it eliminates vexation and allays thirst, treats sudden malaria diarrhea, relieves cough and taxation heat effusion.

淡豆豉寒，能除懊憹，伤寒头痛，兼理瘴气。

Dàn dòu chǐ hán, néng chú ào nóng, shāng hán tóu tòng, jiān lǐ zhàng qì.

Dan Dou Chi is cold, it can eliminate vexation, treats cold damage headache, simultaneously rectifies miasma.

莲子味甘，健脾理胃，止泻涩精，清心养气。

Lián zǐ wèi gān, jiàn pí lǐ wèi, zhǐ xiè sè jīng, qīng xīn yǎng qì.

Lian Zi's flavor is sweet, fortifies the spleen and rectifies the stomach, checks diarrhea and astringes essence, clears the heart and nourishes qi.
[Nelumbinis Semen]125

124 English-Chinese Chinese English Dictionary of Chinese Medicine p. 431
125 Pleco Dictionary Bundle PD dictionary

大枣味甘，调和百药，益气养脾，中满休嚼。

Dà zǎo wèi gān, tiáo hé bǎi yào, yì qì yǎng pí, zhōng mǎn xiū jué.
Da Zao's flavor is sweet, harmonizes the hundred medicinals, boosts qi and nourishes the spleen, center fullness, stop and chew it.

人乳味甘，补阴益阳，悦颜明目，羸劣妙方。

Rén rǔ wèi gān, bǔ yīn yì yáng, yuè yán míng mù, léi liè miào fāng.
Ren Ru's flavor is sweet, supplements yin and boosts yang, pleases the countenance and brightens the eyes, for the emaciated and weak, it is a miraculous prescription.
[Human Milk]

童便味凉，打扑瘀血，虚劳骨蒸，热嗽尤捷。

Tóng biàn wèi liáng, dǎ pū yū xuè, xū láo gǔ zhēng, rè sòu yóu jié.
Tong Bian's flavor is cold, treats trauma and blood stasis, vacuity taxation and steaming bone, heat cough-- particularly quick.
[Urine of boys under 12, used in medicine.] 126

生姜性温，散寒畅神，痰嗽呕吐，开胃极灵。

Shēng jiāng xìng wēn, sàn hán chàng shén, tán sòu ǒu tù, kāi wèi jí líng.
Sheng Jiang's nature is warm, it scatters cold and promotes uninhibited spirit, treats phlegm-cough and vomiting, promotes intake-extremely effective.

126 Pleco Dictionary Bundle PLC dictionary

药共四百，精制不同，生熟新久，炮煅炙烘。

Yào gòng sì bǎi, jīng zhì bù tóng, shēng shú xīn jiǔ, pào duàn zhì hōng.
Altogether the medicinals number 400, refined and unique, fresh, cooked/prepared, new and aged, blast-fried, calcined, mix-fried and baked.

汤丸膏散，各起疲癃，合宜而用，乃是食工。

Táng wán gāo sàn, gè qǐ pí lóng, hé yí ér yòng, nǎi shì shí gōng.
Decoction, pills, plasters, and powder, each raises the old and infirm, suitable and useful, they are good to eat.

Bibliography

Bensky D., Clavey S., Stöger E., 2004 **Chinese Herbal Medicine Materia Medica** 3rd Edition,
Eastland Press, Seattle WA

Feng W.X., Feng J., Li P.T., 2012 **Chuan Tong Zhong Yi Ru Men Bi Du Ge Jue** 2nd edition, Traditional Chinese Medicine Publishing House, Beijing. ISBN 978-7-5132-0638-9

Mathews, R.H., 1931/1943 **Mathews' Chinese-English Dictionary** Revised American Edition,
Harvard University Press, Cambridge, Massachusetts ISBN 0-674-12350-6

Wiseman, N., 1995 **English-Chinese Chinese-English Dictionary of Chinese Medicine**, Hunan Science and Technology Publishing House, ISBN 7-5357-1656-3

Wiseman N., Ellis A., 1996 **Fundamentals of Chinese Medicine**, Paradigm Publications, Brookline MA (now Taos NM) ISBN 0-912111-52-6

Wiseman N., Feng Y., 1998 **A Practical Dictionary of Chinese Medicine Second Edition** Paradigm Publications, Brookline MA, [now Taos NM] ISBN 0-912111-54-2

Yu H.L., Liu, S.F., 2006 **Zhong Yao Da Ci Dian** Vol. 1&2, Shanghai Science and Technology Publishing House ISBN 7-5323-8271-0

Electronic Sources:
Key Systems-GMBH mdbg.net CC-CEDICT

Love. M. 2000-2017 Pleco Chinese Dictionary fo iOS
Version 3.2.15 [Mobile Application Software] Retrieved
from iTunes/apple.com

DeFrancis J. 2003-2016, ABC Chinese-English
Comprehensive Dictionary, University of Hawai'i Press

Hanwang Handwriting Recognizer © 2003-2012 Hanwang
Technology, Co. Ltd.
Pleco Basic Chinese-English Dictionary based on A
Chinese-English Dictionary 1995 Foreign Language
Teaching & Research Press, © 2009-2013 Pleco Software
Incorporated

Wiseman Chinese Medical Terms C-E Pleco Revision I ©
2012 Paradigm Publications

Y.L. Wu "Ghost Fetuses, False Pregnancies, and the
Parameters of Medical Uncertainty in Classical Chinese
Gynecology" from
https://www.researchgate.net/publication/233580931_G
HOST_FETUSES_FALSE_PREGNANCIES_AND_THE_PARAME
TERS_OF_MEDICAL_UNCERTAINTY_IN_CLASSICAL_CHINES
E_GYNECOLOGY

Gong Ting Xian Yao Xing Ge Kuo Si Bai Wei/
龔廷贤药性歌括四百味 from:
https://ctext.org/wiki.pl?if=en&chapter=664599&remap=g
b

9 781977 231161